新潮文庫

診療室にきた赤ずきん

——物語療法の世界——

大平　健著

新潮社版

7522

診療室にきた赤ずきん

――物語療法の世界――

目次

まえがき

「むかしむかし、あるところに……」この呪文《じゅもん》のような言葉を聞くと、子どもたちの目は輝き出します。それはサバンナの焚《た》き火の回りでもツンドラのペチカの前でも、世界中で見られる心暖まる光景です。どれほど多くの大人たちが、子どもたちのそういう姿見たさに、「ワンス・アポン・ア・タイム……」とわざと声を潜めて話し始めていることでしょう。

しかし、それだけではないはずです。各国語で唱えられるこの呪文は、物語る大人たちをも不思議の国へと運んで行きます。それがあまりに愉《たの》しいものだから、大人が、子どもたちのためと称して、お話を始めることもあるのではないでしょうか。

昔話に限りません。子どもたちに童話を読んで聞かせている保育士さん、幼稚園の先生、そして親たち。皆、子どもと同じぐらい、場合によっては子ども以上に物語の世界に浸り切ってしまいます。子どもが寝ついたあとも、ひとり読み続けているお父さんお母さんというのは毎晩、方々にいることでしょう。

ところで、精神科医も昔話や童話を語ります。患者の疲れた心を癒《いや》すためです。この場合にも、患者たちの目には少年少女時代と同じ輝きが戻ります。その瞬間に立ち合うのは素晴らしいことです。

本書では、どういう仕組みでお話が心の薬となるかをお話しします。すると、あくまで患者の治療を目的としていながら、同時に精神科医も癒されていることがわかっていただけると思います。

読者の皆さんの目が輝くかどうか。私は心配しつつ私の話を始めようとしています。ちょっとスリリングな瞬間です。結果はわかりませんが、少なくとも私自身が愉しめることだけは確かな気がしています。

それでは、始めます。「むかしむかし、あるところに……」

I

ねむりひめ

晩秋のある日、ひとりの中年婦人が病院に相談に来ました。娘が高校に進学してからほとんど登校しなくなり、学校からあと十日以上休むと留年になると警告されたため、せっぱ詰まって相談に来たと言います。娘本人は〝腹痛〟で家で寝ているとのことです。母親だけの受診で、しかも十日以内という限られた短い日数で本人を学校に通えるようにすることなどできませんが、いちおう母親からそれまでの経過を聞くことにしました。

本人はひとりっ子です。父はデパートの幹部社員で母は元中学校教師。結婚して久しく子どもができなかったので、娘が生まれたときは大喜びでした。親のできる限りのことをしてやろうと夫婦で相談したといいます。まず上品な娘に育ってほしいと思い、そのためには私立の女子校へ通わせるのが一番ということになりました。

受験準備を手伝うため母親は十年近いキャリアを捨てました。

努力のかいがあって娘は無事、私立の女子だけの小学校へ入学しました。高い学費でしたが両親とも苦にしませんでした。

この小学校は女子大学の系列校で、いわゆるエスカレーター方式で大学まで進めます。ただし、小学校から中学、中学から高校、高校から大学へと進むたびに成績の悪いほうから二割の生徒が外部受験生と入れかえになるのです。そのため、小学校に入ってからも、母親が教材を揃《そろ》えつきっきりで勉強を見てやりました。叱《しか》るとやる気をなくすので一度も叱ったことはありません。

父親は、デパートに勤めていますから、可愛《かわい》らしい服が目に止まると買ってきて娘に与えました。玩具《おもちゃ》をねだる子どもにはしたくなかったので、本人が欲しがる前に買ってきました。また、わがままな子になっては困るというので、母親が家事を仕込みました。

娘は親の目から見ても、おっとりした上品な娘に育ったのです。学校の成績はトップクラスで、無事中学に進学しました。小学校以来、姉妹のように打ちとけた友人が何人もいました。中学時代も母親がつきっきりで勉強をみてやりました。高校進学に失敗しないためです。級友の多くが塾へ行きましたが、塾のがさつな雰囲気に染めたくないので娘は行かせませんでした。中学校時代も成績はトップクラスで、高校に進学するのに何の問題もありませんでした。

高校も中学と同じ敷地にあるので、進学しても通学にはほとんど変わりがありません。学校が始まって十日ばかり経《た》ったころ、ひどい風邪をひいて一週間学校を休ませなくてはなりませんでした。本人はまだ少しフラフラするものの熱が下がったので登校しようとしました。しかし、駅まで行ったところで、おなかが痛くなったと家に引き返してきてしまったのです。それ以来、登校しようとして身仕度を整えると腹痛が生じ休むという日が続きました。登校できたのは定期テストのときだけでした。休日や夏休み中は元気に過ごしていたそうです。

本人の現在にいたる経過はわかりました。しかし、なぜ、二学期も終わりに近づいて病院に相談に来たのでしょう。母親に尋ねてみました。すると、担任の教師が、精神科医の診断書を持ってくれれば留年しないように取り計らえると請け合ったことがわかりました。ちょっと妙な話ですが、受けたテストの成績が良かったため留年させるのはかわいそうと思ったらしいのです。

もちろん、本人が来ないのに診断書を発行するわけにはいきません。そのようにいうと、次の日、本人が病院に来ました。色白で小太りのかわいらしい少女です。本人の話を聞きました。話の大筋は母親が語ったとおりでした。ただ、中学を卒業してからのことがもっと詳しくわかりました。

卒業とはいっても、同じ敷地内の高校へ進学するのでたいした感動はなかったそうです。それでも卒業式には違いないからと仲良し四、五人で一軒の家に集まってささやかなパーティをしました。その場で、進学できずに去ってゆく人たちのことが話題に出ました。二割と数を決めて進学させない学園当局は残忍だと皆は口々に言いましたが、患者はそんなふうには考えてみたこともなかったので口をつぐんでいました。

二カ月後。高校の入学式当日のことです。外部からの入学者らしい人を多数みかけました。皆、難しい入学試験に合格した人たちばかりです。そういう人たちに伍《ご》して自分がやってゆけるだろうかと患者は不安になったそうです。

卒業式のあとで内部進学の生徒だけが集められ、学年主任の話がありました。成績不良で女子大へ進めないのは例年「下から上がってきた」生徒が大半を占めること、今までの「ぬるま湯」に浸ったような態度を改め自分で自分を律し勉強しなくてはならないことなどの注意が与えられました。患者は母親の言うがままに勉強をしてきた自分のような生徒のことを言っているのだと、身を固くして話を聞いていたのです。

帰り途《みち》、本屋へ寄って参考書を二、三冊買いました。家に帰って母親に見せると、母親はそれをパラパラとめくって「あなたも高校生になったのね。自分で参考書を買ってくるなんて。これからは自分で考えて、しっかり頑張ってちょうだい」と言いました。

授業が始まりました。ところが、どの教材もとても難しく感じるのです。計画表を作って、毎日予習、復習をきちんとしなくてはと思いました。そうして勉強をはじめて何日も経たないうちに、ひどい風邪をひいて学校を一週間も休むことになってしまいました。ベッドに寝ていても、授業から取り残されるのではないかと気が気ではありません。

その後は母親の説明どおりです。学校へ行こうとすると腹痛で行けなくなるのです。休んでいると勉強が気になって、つい、参考書を開いています。試験のときも、腹痛はあったのですが歯をくいしばって登校しました。

　これだけのことがわかったので、私は患者に「進級したいですか？」と尋ねました。

「そりゃ、ひとり取り残されるのはいやだし……だけど……（進級しても）また学校へ行けなくなったら……」という返事でした。

　結局、この少女には「心身症」という病名で診断書を書いてあげました。ただし、留年を避けるためでなく、正式に休学するためにです。休学するように勧めると、母親はちょっと迷っているようすでしたが、本人のほうはほっとした顔になりました。私の説明を聞くと母親も最後は休学を承知しました。私が説明に使ったのはグリム童話の『ねむりひめ』の話です。

　ねむりひめは長らく子どものできなかった王と妃《きさき》の待望の姫として生まれました。喜んだ王様は祝いのパーティを催すのですが、その国の占い女十三人のうちでひとりだけは招きませんでした。金の皿が十二枚しかなかったからです。招かれた占い女たちは赤ん坊の姫に贈りものをします。よい心、美しさ、金持になる幸せなど、この世で人が欲しがるものすべてを贈ったのです。十一番目の占い女が贈り物をし終わったとき、招かれなかった十三番目の占い女が勝手に入ってきて、「姫は十五歳になったら、つむ（糸を紡《つむ》ぐ道具）にさされて死ぬぞ！」と呪《のろ》いをかけます。招待されなかった恨みを晴らしたのです。幸い、まだ贈り物をしていなかった占い女がひとり残っていました。「姫は死にません。百年の間眠ってしまうだけです」と言ってくれます。それでも王は姫を不幸なめにあわせまいとして国じゅうのつむをすべて焼くように命じました。

姫は十一人の占い女の贈り物どおり、美しく愛らしく利発に育ち、皆から愛されるようになります。

姫が十五歳になったある日、王と妃は外出します。留守番の姫は城の中を見てまわりました。そして、古い塔の中で糸を紡いでいる老婆《ろうば》のもっている物に興味を引かれ、さわってみるのです。それが破棄されずにひとつ残っていたつむでした。姫は指を刺してしまいました。そして、それから百年間、ひとりの王子が茨《いばら》に閉じ込められた城の中へ入ってきてキスをしてくれるまで、眠りにつくのです。

『ねむりひめ』の物語はいろんなふうに読むことができますが、診断書をもらいに来た母娘に私が説明したのは次のようなことでした。

子どもに、しかも待ち望んでやっとできた子どもにはことさらに、親は自分がしてやれそうなことは可能な限り何でもしてやろうと思います。姫のために盛大なパーティを開いた王も、仕事をやめて娘のためだけの教師になった母親もその点では同じです。

王が十二人の占い女をパーティに招いた目的は、明らかに、自分の力ではかなえられないこと、つまり姫の幸せな将来を約束してもらう点にありました。ところで、この国に占い女が十三人いたということには深い意味がありそうです。十三というのは不吉と定められた数です。全員を招いていれば姫の将来は不幸になったかもしれません。王が十二人しか招かなかったのは、ひとまずは正しい選択だったはずです。

しかし結局は十三番目の招かれざる客が来て姫に呪いの言葉をかけるわけですが、もしかするとこれも悪いことではなかったのかもしれません。もしこの呪いがなかったら、姫は王の期待したとおりの人生を歩むしかなかったでしょう。幸せな結婚はしたでしょうが、それは、茨に閉じ込められる危険まで冒して自分を救出してくれるような王子との結婚ではなかったでしょう。言い換えれば、姫は親の期待、想像力の範囲から一歩も出ることのない平板な人生、自分らしさのまったくない人生を送らざるをえなかっただろうということです。

国に十三人の占い女がいたということ、またつむを焼きつくすように命じたのにお膝《ひざ》もとの城の中にひとつ残っていたことは、たとえ王といえども親として子にしてやれることには限度のあること、また限度を守らざるをえないことを示しているのではないでしょうか。

実際姫が十五歳のときにひとりで城の中を歩きまわってつむに刺されることなど王は想像だにしなかったに違いありません。あらかじめわかっていれば城じゅうをつぶさに探させてつむが残っていないか調べ、さらには姫にひとり歩きを禁じていたに違いありません。

そこまで話して私は母親に、「もし娘さんがお母さんの手助けなしに勉強をしようとしたことが学校へ行けなくなった理由だったとしたら、お母さんはまた勉強を見てやろうと思いますか?」と尋ねてみました。「そりゃそうですね」と母親は言ってから、少し考え、「でも、私はいつかは娘がひとりで勉強できるようになってほしいと思っていたので……」と付け加えました。

そうです。親は子どものためにできうる限りのことをしつつ、子どもが親の援助なしに自立できる日の来ることを夢みるものなのです。王と妃が最愛の娘をひとり城に残して外出したのも、十五歳になればそろそろひとりで留守番できるようになってほしいと願ったからではないでしょうか。その結果、姫はつむに刺されて百年の眠りに入ります。姫を助けたのは城の外から来た王子でした。王や妃ではありませんでした。

親のできることには限りがあります。子どもが自分の人生を歩み出すのは、この「限り」の地点からなのです。そしてそのとき、外からやってくる他人の手助けが必要なのです。

前に述べたように私は患者に「心身症」という病名の診断書を渡しました。そして春までの数カ月いっさいの勉強を禁じました。患者に「眠り」に入ってもらうためです。言ってみれば私は十三番目の占い女の役を買って出たのです。面接の最後に患者は「また、私、学校へ行けるようになりますか？」と尋ねました。私は「だいじょうぶ」と請け合いました。

患者はその後、復学し無事卒業して大学へ進みました。ただ、系列の女子大へは進まず共学の別の大学へ行ったのです。王子を探しに行ったのかどうかはわかりません。

三ねんねたろう

ある日、中年の夫婦が相談に来ました。二十歳になる息子がこのひと月、自室にこもりっぱなしだと言うのです。部屋には鍵《かぎ》をかけ誰も中に入れません。食事どきにも外へ出て来ず、夜中に皆が寝静まると出て来て冷蔵庫の中味などをあさり、風《ふ》呂《ろ》には入った形跡もない、とのことでした。

当初は両親も心配して、部屋の戸をたたいて声をかけたり、戸の前に食事を用意して置いてみたりもしたのですが、何の反応もなかったそうです。しかし、夜になると出て来て食料を持ってゆくようなので、心配はしながらもだんだんそうした暮らしに両親も慣れていったようです。不思議なことに、戸の前に置かれた食事には手をつけず、台所に置いてある物だけを自室に持ち込むので、戸の前の食事の用意もしなくなったということでした。

ひと月も経《た》ってから両親が相談に来たのは、息子の体をふと案じた母親がかかりつけの医者に話してみたところ、精神病かもしれないから専門の医者に診てもらったほうがよい、と勧めてくれたからでした。

相談を受けた私のほうでは困ってしまいました。話を聞けば確かに奇妙です。統合失調症という病名もチラッと頭をよぎりました。昔は統合失調症のひとつの型でそんなふうになることがよくあったと先輩から聞いたことがあったからです。しかし、確かなことはわかりません。精神科というのは本人の顔を見、本人の話を聞かなければほとんど何の見当もつかないのです。なによりもまず、本人に病院に来てもらう必要があります。しかし、これが大変です。

あれこれ思案したあげく、私が本人宛《あて》に簡単な手紙を書くことにしました。ご両親が精神病を心配して相談にみえたこと、私のほうでは本人に会ってみないと見当がつかないことを手短に書いたのです。手紙は部屋の戸に貼《は》りつけてもらうことにしました。この手紙が功を奏する見込みはまったくありません。だめな場合にどうするか。父親に戸を壊して侵入してもらうこと、あるいは兵糧《ひようろう》攻めにしてしまうことなど、思いつくのは非現実的なことばかりです。私は、本当に困ったなと思いました。

ところが、息子は病院へやってきたのです。自分で書いておきながら言うのも変ですが、よくまあ、あんな手紙ひとつで出て来たもんだと思いました。

会ってみますと、やせて血色の悪い肌をしていますが、ごくふつうの若者でした。病的な感じはありません。恥ずかしそうにほほ笑む表情も自然でした。

彼は話し振りも自然でした。本人の話では、もう何カ月も前からひとりになってひと休みしたいという気持があったものの、どうしてひとりになりたいのか、どのようにしたらひとりになれるのか、自分でもよくわからなかったのだそうです。

そうこうするうち、何かと自分の部屋に入ってくる母親がうとましくなって、とりあえず、といった気持で部屋に鍵をかけてみました。鍵といっても簡単な金具だったのですが、取り付けたとき、言いようのない安心感があったといいます。部屋が初めて自分の居場所になったように思えたとも言いました。

それがうれしくて、机の位置を変えたりして愉《たの》しんでいましたが、食事で呼びに来た母親が戸の向こうであわてているのが面白く、しばらく籠城《ろうじょう》してみようかという気になりました。おなかがすいても、今出ていってはつまらないという気持で皆が寝静まるのを待ち、夜中に冷蔵庫から食料を持って来ました。

彼としてはひと月もこの生活を続けるつもりはなかったそうです。誰にも邪魔されずボンヤリしたりテレビを見たりしているうちに、生活が不規則になり、気がついたときは昼夜逆転の暮らしに慣れていました。

トイレはどうしていたのかと尋ねると、便秘気味で、二日おきくらいに深夜トイレに行けば充分だったようです。それでも小便は困ったでしょうと尋ねますと、彼はいたずらっぽく笑って、窓からしたこともありますと言いました。これには私も笑ってしまいました。

彼が話してくれた略歴は次のようなものでした。工業高校を卒業した彼は小規模なコンピュータ・ソフトの会社に就職しました。学校で電子工学を専攻したので引く手あまただったものの、小さい会社のほうが活躍の場が大きいし、会社とともに自分も成長してゆけるのではないかと考えたといいます。実際、彼が勤めていた二年足らずの間に会社の業績はどんどん上がってゆき、彼もかなり大きなシステムの基本設計を任されるようになりました。

ところが、会社の業績が上がっていったためでしょう。大手の電機会社の資本が入り、人も増えました。経験のある技術者が中途採用のかたちで次々と入ってきたのです。その人たちから学べることはたくさんありました。自分がやる気を出せばいくらでも伸びてゆける。そんな機会が向こうからやってきたように彼は感じました。

しかし、そのやる気が日に日に萎《な》えていったのです。彼はひと休みしたいと思うようになりました。仕事の量は多かったそうです。しかし、そのことが苦になったのではないと言います。入社以来ずっと仕事の量は多かったのです。それに、彼はこの仕事が好きで、給料をもらって趣味に打ち込んでいるようにさえ感じていたのです。そのことも変わりませんでした。彼は会社を休みたいというふうには考えませんでした。ただ漠然と、ひと休みしたいという気持があったのです。ひとりになってひと休みしたい、と仕事の合間や家でくつろいでいるときにふと思ったそうです。

とは言え、彼が実際に自分の部屋に閉じこもるようになるまでには、それから何カ月もかかりました。

この人の話を聞いて、私は、ふと、昔話の『三ねんねたろう』の物語を思い出しました。三ねんねたろうにも、もともとはきちんとした名前があったのです。働き者のお百姓でしたが、いくら一生懸命に働いても貧しいままでした。彼の村は水が充分でなく、ちょっとでも日照りが続くと稲が枯れてしまうからです。それでも一生懸命に働いていたのですが、母親が貧しいうちに亡《な》くなってひとりぼっちになると、何もかもばからしくなって、寝てしまうのです。近所の子どもがいたずらをしに来ても、役人が年貢を取り立てに来ても、彼は眠ったままです。手入れをする人もいないので家はまったくのあばら屋になってしまいました。そのようにして三年もの間寝たままだったので三ねんねたろうというあだながつけられ、村人も彼の本名を忘れてしまったのでした。

三年経ったある日、三ねんねたろうは目を覚まし、すっくと起き上がると、何里も離れた川まで出かけ、ひとりで用水を引こうと工事をはじめました。はじめのうち、村人は無駄なことと無理なことだとあざけり笑っていましたが、そのうちには子どもたちが手伝いはじめ、村人もひとりふたりと一緒に働く者が出、ついには村人総出で用水を引く工事をするようになりました。日数はかかったのですが、ついに用水は完成しました。村はもう日照りに悩まされることはなくなり、豊かになったのです。

この物語の不思議さは、なぜ三ねんねたろうが三年もの間寝ていなくてはならなかったのかという点にあります。三年もの間寝ていたりしないで、ただちに工事にかかればもっと早く用水は完成したのではないでしょうか。

しかし、そうはいかなかったはずだ、と私は思います。三年もの間寝ていたからこそ、村の子どもたちは彼に何か尋常でないものを感じていたのです。そうだからこそ、子どもたちは、彼が目覚めたとき、何か尋常でないことがこれから始まるはずだと期待したに違いないのです。そして、三ねんねたろうがそれまで非常識と思われていた工事を始めたとき、それに参加したくなったのです。大人たちはといえば、狭い常識に邪魔されて子どもたちのような感受性は鈍っていたのですが、黙々と働く三ねんねたろうと、はしゃぎながら手伝う子どもたちの姿を目《ま》の当たりにして、自分たちもこの三年の間、三ねんねたろうの寝姿に感じるところがあったのを思い出したのだと考えられます。

さて、患者ですが、彼もひと月もの間自室に閉じこもることで家族に尋常でないものを感じさせせました（三ねんねたろうの三年間に比べればひと月というのは短いようにも思われますが、時間がゆっくりと流れていた三ねんねたろうの時代と、何事もめまぐるしく変化してゆく現代とを単純に比較することはできないでしょう）。家族は心配をしながらも息子の閉じこもりにだんだん慣らされていきました。ちょうど三ねんねたろうの村の人々のように。家族がかかりつけの医者に息子のことを話したのは彼の体を案じてのことでした。私は青年にどうして部屋から出てくる気になったのか尋ねてみました。すると彼は「（閉じこもって）のんきにしてるうちにいつの間にか日にちが経ってしまって、自分でもなんでこんなことしてるのかナァなんて考えるようになって。そうしたらちょうど先生からの手紙をもらったので、潮時かなと思ったんです」と言います。私は、これを聞いて、「そうだったのか」と思いました。そこで『三ねんねたろう』の話をし、さらに次のような説明を加えました。

人は一生の間内省的な時期と行動的な時期を交互に繰り返すものです。そのたびに人生に区切りをつけ新しい人生を歩むのです。ふつうそれは明確には自覚されません。

失恋のような大きな出来事のあとにはある程度自覚されます。ひとり旅に出る人がいます。単に心の傷をいやすためと考えられやすいのですが、それだけのことではありません。恋人のいない新しい人生に備えるためでもあるのです。亡くなった人と親しい人が亡くなったあとも、人はひとりになりたくなります。亡くなったあとの新しい生活のつながりを静かに確認するためですが、同時に親しい人を失ったあとの新しい生活に備えるためです。三ねんねたろうが長い眠りについたのも、そう言えば母親が亡くなったあとのことでした。

多くの人がとかく、悲しい目にあうと日常の活動でそれをまぎらわそうとします。内省的であるべき時期に行動に走ろうとするのです。それを防止するために、多くの民族が長い喪の期間を定めています。人は新しい人生を生きるために、ときに内省的になる必要があるのです。失恋のあとや親しい人の死のあととは限りません。思い切った飛躍が必要なときはいつもその飛躍に備えなくてはならないのです。それは美しい蝶《ちょう》として飛び立つ前に動かぬさなぎの時期を過ごすようなものです。

ひと月自室に閉じこもった青年の場合だって、何もつらい思いをしたから閉じこもったわけではありません。会社が自分の想像以上に発展を遂げ、自分自身も技術的に大飛躍を遂げられそうになった矢先に、閉じこもったのです。彼は彼なりに飛躍に備えていたのだと言えましょう。私の手紙を見て彼が部屋から出てきたのは、それがちょうど彼の「目覚め」の時期だったからでしょう。それはちょうど、彼の家族がさすがに人に相談をせざるを得なくなった時期でもあったのです。私がこういう説明をしますと、本人も両親も得心がいったようでした。次の週、母親から本人が出社しはじめたと電話がありました。

幸運なハンス

　ある日、両親と妹に伴われてひとりの青年が受診しました。前もって人を介して息子を診察して欲しいという父親の希望が伝えられており、この日実現したのです。そういう事情があったものですから、まず両親に診療室に入ってもらいました。

　ふたりが口々に話すところによると、息子は三年前に二十五歳で大学を卒業したあと職を転々とし、ひとつの所に半年と勤め続けられないのだそうです。勤めたと思うとまもなく辞めてしまい、家でしばらくブラブラしたあとまた勤めまた辞めということの繰り返しだというのです。勤めていても辞めていても家での態度に変わりがなく、明るく振舞ってくれているからと、安心できたのも初めのうちだけのことで、それが三年余にもなると、その明るさがかえって薄気味悪くさえ思え心配の種になったとのことでした。おりしも、妹の縁談がまとまりかかっていて、もし兄のほうの頭がおかしいのなら、縁談も断わらなければ相手の家に失礼になると思ったそうです。当然のことながら、もし治るものなら治してやりたいと言います。

父親は親譲りの土地持ちで、ビル事業をしています。ただこの事業はほとんど人手が要らないので、息子には若いうちは世間に出て仕事をしてもらいたいと望んでいました。彼が真面目《まじめ》な人柄で、コツコツと勉強し、有名私立大学をかなり優秀な成績で卒業しているだけに、社会に出て活躍してくれることを期待していたのです。

息子が会社を辞めるたびに、手をかえ品をかえて何が不満なのか聞き出そうとしました。少しでも彼の気持を理解したかったのです。しかし、その答えはいつも「なんとなく」とか「べつにたいした理由があって辞めたわけじゃない」というものでした。両親は辞めた会社に行って事情を知ろうとしました。しかしたいした成果はありませんでした。会社の人たちもなぜ本人が辞めたのか事情がわからないと言うのです。勤めて日が浅いうちに辞めてしまうので引き止める者もいなかったようです。ただ、勤めている間は明るく真面目に働き、ひとつの仕事の区切りがついてから辞表を出しているということがわかったのが、ただひとつ慰めになりました。

両親のみるところ、彼は無欲なのだそうです。小さなときからおもちゃをねだるということもほとんどなかったと言います。息子を奮起させようと思って、「こんなにひとつの仕事が長続きしないようなら事業も資産もお前には渡せない」と言ってみましたが、息子のほうは「それでもいいよ」と淡々とした態度だったそうです。

ここまで話すと父親の目に涙があふれました。母親もバッグからハンカチを取り出して目頭を押さえます。「私たちが……私たちの育て方が間違っていたのでしょうね。じつは……」母親が幼いころの話を始めようとしましたが、私はそれを制しました。本人に会ってみるのが先です。

本人と代わってもらいました。私の部屋に入ってきた青年は、やせて背の高い人でした。椅子《いす》を勧めますと、かしこまってすわりました。私が思わず笑って「叱《しか》られに来たみたいですね。叱るわけではありませんから、ゆっくりすわってください」と言いますと、少しすわり直しましたが緊張はとれません。「ご両親が何を心配してあなたを連れてこられたか知っていますか？」と尋ねますと「ふつうの暮らしができないから、頭がおかしいと思ったんでしょう」と話します。なげやりな口調ではないのですが、声に力が入らずやや無気力な感じです。「自分ではどう思います？」

「そうですね……ひとつの所に長続きしないから、やっぱりどこかおかしいんでしょうね」

私がひとつ質問するとひとつ答えてくれるというかたちで面接が進みました。それで私にわかったことは次のようなことでした。

彼は大学の付属小学校から中学、高校、大学といわゆるエスカレーター式に進学しました。エスカレーター式とはいってもきちんと勉強していないと進学させてくれないので真面目にやりました。大学二年生のとき、スキーで骨折し期末テストを受けられなかったので一年留年しました。診断書を出せば追試験が受けられたのですが、入院したため充分に準備ができていなかったので自ら一年間やり直すことにしたのです。生真面目に勉強し続けゼミの先生にも可愛《かわい》がられて立派な成績で卒業しました。卒業式のとき、われながら長い間よくやってきたなあと思ったそうです。卒業証書は自分の努力の結晶だとしみじみ感じたといいます。

卒業後、ゼミの先生の紹介で大手の商社に就職しました。研修期間中、いろいろな大学の卒業生と一緒になり、スクール・カラーの違いをとても面白く感じたそうです。一カ月ののち、彼は財務部へ配属になりました。大学での勉強とはまた違って、ここでの仕事は生きた経済学を学べるように思いました。しかし二カ月も仕事を続けているうちに、仕事で知り合った子会社の人たちのほうがもっとダイナミックな仕事をしていることに気づいたのです。小さな会社では経理とか財務とかといっても仕事の範囲が広いのです。彼はもう少し小さな会社に移りたいと思いました。転職先が見つかってから辞めるのではずるいと思い、まず今の会社を辞めることにしました。

会社を辞めたと言ったとき、両親は驚きました。理由を聞かれたのですが、小さな会社のほうが仕事が面白そうだと言っても理解してもらえないだろうと思い、詳しい説明はしませんでした。

しばらくすると、ゼミの先輩が中規模の商社を紹介してくれました。そこでの仕事は期待していたとおり幅の広いものでした。経理部に所属していましたが帳簿づけをやっていると会社の資金の流れがよくわかりました。ある日上司のお伴《とも》で行った取引先との接待の席で面白い話を聞きました。取引先というのはスーパーでしたが、消費者の動向をいち早くつかんで品揃《しなぞろ》えするという話です。世の中の動きが肌で感じられる仕事はきっとやりがいがあるだろうなと思いました。一カ月後、彼は会社を辞めました。辞めてからいくつかのスーパーに問い合わせ、面接の結果ひとつの会社に就職しました。

彼はこのようにして転職を重ねたのでした。スーパーで経理を担当したあとで、別のスーパーに移り、仕入係になりました。その次に食品問屋に移り営業係をやったあとで運送会社の配車係になり、そして倉庫会社の管理係……と移っていったのです。会社を変わるたびに会社の規模は小さくなり待遇も悪くなったのですが、そんなことは気になりませんでした。そのつど面白い経験をしたのですから。実際、彼はとても楽しそうに自分の経験を話しました。

この人の話を聞き終わって、私はふとグリム童話の『幸運なハンス』の話を想《おも》い出しました。

ハンスは七年間奉公したのちに家に戻ろうと思います。奉公先の主人は真面目に勤め上げたハンスに七年分の給金として頭ほどの大きさの金塊をくれました。

金塊をぶら下げて故郷へ向かうハンスは、途中、馬に乗った男に会います。ハンスは、馬があれば道がはかどるのにと考えます。すると男が馬と金塊を取り換えてやろうかと言うのです。喜んでハンスはそうします。

ハンスは馬に乗って行きますが、途中で振り落とされてしまいます。そのとき、馬をつかまえてくれた農夫は牝牛《めうし》を引いていました。牝牛なら大人しいしミルクとバターをくれるのに、とハンスは思います。すると、農夫はハンスの馬と牝牛を取り換えてくれるのです。ハンスは、のんびり牝牛を連れて行きますが喉《のど》が渇いたのでミルクをしぼろうとすると、牝牛は怒ってハンスを蹴飛《けと》ばします。牝牛は年を取っていてもうミルクは出ないのでした。

ちょうどそこへ豚を連れた肉屋が通りかかります。豚なら肉とソーセージが食べられるのに、とハンスがつぶやくと肉屋はハンスの牝牛と自分の豚を取り換えてくれると言います。ハンスは喜んで豚の綱を受け取りました。豚を連れて歩いていると白いガチョウを抱えた若者に出会います。ガチョウなら羽と肉がとれるとハンスは思い、若者に取り換えないかと持ち掛けます。若者は取り換えてくれました。そのうち、ハンスは鼻歌混じりに仕事をしている研師に出会います。ハンスは研師は景気がいいので陽気にしているのだなと思います。研師はガチョウと交換で研石をひとつ、おまけに道端の石をひとつくれました。

ハンスは石を二つ持って満足して旅を続けます。その途中、泉で水を飲もうとしたとたん、石を二つとも泉に落としてしまいました。ハンスは思わず喜んでしまいます。重荷になっていた石がなくなって、なんと運がいいのでしょう。ハンスはよい気分で家路を急ぎ、お母さんの家に着きました。

この話の不思議さは、明らかにハンスが貧しくなっていき、文字どおりじり貧の一途をたどっていくのに、ハンス自身は喜び、自分は運がいいと思うところにあります。もしこの物々交換の話が逆向きであったら、ひとつの出世物語になってわかりやすかったでしょうに。ただこのグリム童話をさかさに読んでいくと最後（つまり本当の物語では最初）のところで妙な具合になります。ハンスは頭ほどの金塊を主人に渡してこれから七年間も奉公しなければならなくなります。

しかし、この奇妙さは、七年間の七という数字（ラッキー7）と、昔は奉公というのは腕に技術をつける機会だったことを考え合わせると、それほど奇妙なことではありません。昔も自分に有利な交換をするのは得に決まっているという考え方がありましたが、もうひとつ、しっかりした親方の元できちんと修業することが人間として一人前になる道だという考え方もあったのです。そうした考え方に立てば、たとえ金を払っても奉公したいという心意気は当然のことだったでしょう。もちろん、実際には奉公人が親方に金を払うことはなかったでしょうが。

さて、冒頭で紹介した患者の場合ですが、立派な大学を卒業していながら転職を繰り返し、そのつど規模の小さい会社で給料も少なくなるというハンスさながらのじり貧コースをたどっています。『幸運なハンス』の話と同じように、この人の人生も逆向きであったとしたら、ひとつの出世物語になります。逆向きにみていった場合、有名大学卒業の資格取得でこの話は「上がり」になりますが、今太閤《いまたいこう》と呼ばれた人が学歴コンプレックスに悩まされていたような今の日本では、この結末も奇妙ではありますまい。

しかし、患者の場合、有名大学の卒業証書は世間を渡って行くためのハク（今ふうに言えばブランド）ではありませんでした。彼にとって卒業証書は地道に勉強した自分の努力の結晶、証《あかし》だったのです。ハンスにとって金塊そのものがたいした価値がなかったのと同様、彼にとっては、学歴というハクやブランドはどうでもいいものでした。

私は両親を呼び入れると、今述べたような説明をしました。両親は身を固くして聞いていましたが、私が話し終わると「あれ？」という顔をしました。

「息子はどこも悪くないんですか？」

「どこも悪くありません」

「それじゃ、私たち……」

「ご両親の育て方だって間違っていたどころか、立派なものです。息子さん、きっといい後継ぎになりますよ」

ふたりの顔がパッと明るくなりました。

しかし……。この一家を私に紹介してきた知人からのちほど聞いたところでは、彼は病害虫に強いじゃがいもの苗を求めて南米へ渡ったらしい、とのことでした。「いい後継者」に収まるまでには、どうやらまだまだ年月がかかりそうです。

鏡の国の精神科医(上)

まず三つの物語を読んでいただきました。私はこのように面接で童話や昔話をしばしば使います。ひとつには私が童話や昔話が大好きだからですが、それだけが理由ではありません。童話や昔話は〈面接の鏡〉としてとても便利なのです。面接の鏡？　それがどういうことかを説明するには、まず、精神科の面接とはどんなものかをお話ししなくてはなりません。

ふつう、患者は病気を治してもらうために医者の所へ行く、と考えられています。しかし、実際にはそれだけではありません。

たとえば、しばらく前からなんだか胃の辺りが変だとします。二、三日ようすを見ていてもよくなる気配がありません。胃炎かしら胃かいようだろうか？　まさか胃癌《いがん》ってことはないと思うけれど……。心配になってきます。そして病院へ行きますね。診察してもらって「ちょっと軽い胃炎になっています」と言われ、薬をもらいます。この場合、医者が治療するのは薬を処方する箇所だけです。もし、「だいじょうぶ、胃炎にもなっていませんよ」と言われたら、治療はしてもらわないことになります。

そうです。患者はまず診察してもらうために病院へ行くのです。

一般に人は、病気にかかっていようといまいと、「自分」の何かがおかしいと思うときに病院へ行きます。「自分」を診てもらうためです。それと言うのも、自分で「自分」を充分に見ることができないからです。

ときに「自分の体のことは自分が一番よく知っている」と威張る人がいますが、これは勘違い。自分のお腹《なか》の中がどうなっているか、ちゃんと知っている人はいません。肝臓や腎臓《じんぞう》の位置だって正確にわかっている人は少ないのです。肝臓と腎臓は、合わせて肝腎かなめと言われるぐらいなのですが。

病院の側では、病気であろうとなかろうと「自分」を診てもらいに来る人のことを「患者」と呼びます。医者は診たあげく、レントゲン写真や心電図などを見せます。見せてもらっても素人《しろうと》にはわからないことだらけですが、いちおう納得しますよね。患者は病院に「自分」を見せてもらいに行くのです。

診てもらい見せてもらった末に必要なら治療を受けることになります。体の一部、「自分」の一部を手術して切ってもらうときには、切り取った胃などを（またもや）見せてもらうことになるのです。

こうしたことは、体とは無縁の精神科でも同じです。患者は、病気であろうとなかろうと、「自分」の何かがおかしいと思って、精神科医を訪ねます。「自分」を診てもらうためです。人は自分の心（腹の内）がよく見えていません。それでもふだんの暮らしにさしつかえがないのは、胃（お腹の中）が見えなくてもやってゆけるのと同じです。しかし、何か変だなと思うときは医者に診てもらわなくてはならないのです。

ただ、精神科医には内科の医者や外科の医者のように覗《のぞ》き込んで診たり取り出して見せたりできるモノがありません。精神科医は何を診て、それをどのように見せるのでしょうか？

精神科医がまず診るのは患者の気持です。とは言っても漠然と診るのではありません。三つのポイントに焦点を合わせるのです。

第一のポイントは、患者が何事かを医者に決めてもらいたがってはいないか、ということです。

第一話『ねむりひめ』の症例を思い出して下さい。私が進級したいか尋ねたとき、患者の高校生は「(進級しても）また学校へ行けなくなったら……」と不安を述べました。学校へ行けるようになるには何か大きな変化が必要だと患者が感じている証拠でしょう。進級するのが不安なら、あとは留年することしか選択の余地はないはずです。しかし、出席日数が足りずに、いわばなしくずしに留年するのでよいのなら、患者は病院に来なかったはずです。患者は医者に「大きな変化」を決めてもらいたかったに違いありません。

たぶん、患者にはそれが休学だとまではわかっていなかったでしょう。しかし、進級も、なしくずしの留年もだめなら、もう休学しか残ってはいないではありませんか。だから私は休学の診断書を出すと言ったのです。

休学とは言っても言い方が違うだけで実質は留年と何も変わらないかのようです。

しかし、医者の診断で、というところがミソなのです。そして、この一点で患者の不安が解けるのです。たとえ、「また学校へ行けなくなって」も今度は自分の責任ではありません。医者の責任になります。患者は「（休学をしたあとに）また、私、学校へ行けるようになりますか？」と尋ねました。私が「だいじょうぶ」と請け合ったのは、もちろん見込みがあってのことですが、何よりも「責任を肩代わりしてあげます」と暗に伝えていたのです。

人は、しばしば自分のことが決められません。自分で決定した結果、不都合が生じて後悔するのが恐《こわ》いのです。そこでつい「ねえ。この服、買ったほうがいいと思う？」といった具合に他人に判断を委《ゆだ》ねようとします。

こんな場合、万が一にも結果が凶と出て「彼女の言うとおりにして損した」と責任転嫁《てんか》されてはたまらないので、慎重な人は「私、男の人の服はよくわかんないんだけど……」と予防線を張っておくようです。「自分の服ぐらい自分で決めろ！男でしょ」とはじめから逃げてしまう人もいます。

事柄によっては、誰かの責任にしておきたいときに、「医者を持ち出すと便利！」ということがあります。「残業禁止って医者に言われてるんです」ほら、言いわけに都合がいいでしょう? いくらしっかり者だと言っても、「体調が悪いので自分の判断でしばらく会社を休みます」なんて言える人はまず、いません。ふつうは医者のお墨付き、つまり診断書をもらいに病院へ行くものです。精神科以外の科では、病状に応じてすんなり診断書を出してくれます。一種の事務手続きだと考えられているからです。

しかし精神科医は、どんな診断書を書く場合にも、患者の気持に注意を向けておかなくてはなりません。精神科では「病状」に「患者の気持」もふくまれるからです。そして、必要なら、本人に責任転嫁のつもりがなくても、責任の肩代わりをしてしまいます。後悔するのを恐れるあまり、前へ進めなくなっている患者を援助するためです。

実際、そうして書いた診断書を見せると、患者はホッと安心するものです。「診断書一枚書くのも精神療法」なのです。

診断書の必要な事柄に限りません。何事であれ治療上必要なら、責任の肩代わりを目的とする「決定」を下してあげるのがいいのです。

ただし、患者はともかく、家族などがそうした「決定」を充分に理解できないことがあります。もちろんわかるように説明しなくてはいけないのですが、責任転嫁だとか肩代わりだとか、ふつうイケナイことのように思われていることばかりですから、そのままではかえってわかってもらいにくいのです。そういうとき、うまく当てはまる童話や昔話があれば、込み入った事情の全体像を直観的に丸ごと理解してもらえます。第一話の症例で、私が『ねむりひめ』の話をしたのもそういう使い方でした。

患者の気持を診るときの第二のポイントは、患者が自分の置かれている状況を把握しているか、ということです。

第二話『三ねんねたろう』の青年は、自分がなぜ「ひとりになってひと休みしたい」と思うようになったのか、自分でもよくわかっていませんでした。わからないまま部屋に閉じこもりましたが、閉じこもるうちに「自分でもなんでこんなことしてるのかなあ」と改めて疑問に思ったのです。自分が始めたことでありながら、充分に理解していなかったわけです。精神科医からの手紙に応じて出て来たのは、たぶん、自分の状況を説明してもらいたい気持があったからでしょう。

人はときに、自分が置かれている状況をつかめなくなります。「何がどうなっているかわからない」ことになるのです。そういうとき、人は誰かに相談します。自分では何か具体的な助言を求めるつもりで、困っていることを説明しているうちに「あ、そうだったんだ。なんでこんなに簡単なことに今まで気がつかなかったんだろう」とひとりで合点《がてん》がいってしまいます。相談を受けているほうがわけのわからぬうちに、「相談」が終わってしまうことも珍しくありません。人に理解してもらおうとしているうちに、整理がついて、自分の状況がはっきり見えてしまうのです。

昔は、こういうことを町医者が心得ていたものです。少年だった頃私は、胃が刺すように痛むと言う受験生に胃薬を処方しながらひと言「親の名誉のために頑張ってるんだな」と親戚《しんせき》の医者が言うのを、聞いたことがあります。このひと言で、幼かった私にまで、「お兄さんの患者」が胃の痛むほど勉強している状況がはっきりと理解できました。昔の医者はよろず相談屋でもあったのです。

今は、「受験のストレスだよ」と声をかけてくれるのがせいぜいです。ふつうは、胃のレントゲンでも見せてくれて「病状」を説明してくれるだけでしょう。「病状」を取りかこむ生活状況にまでは立ち入らないのが当たり前になっています。それだけ医者も専門的になり科学的になったのです。

精神科だけは違います。患者の置かれている状況を診て、それを本人に見せるのは今でも医者の仕事のうちです。というのも、精神科へ来るほどの人の場合、状況が複雑であったり奇妙であったりして、専門家の手を借りなくてはとうてい問題の整理ができないからです。

この入り組んだ状況の理解に、童話や昔話が威力を発揮します。第二話『三ねんねたろう』の症例のように、本人のことに引きつけて物語を聞いてもらうと、複雑な状況の全体像を直観的に丸ごと把握してもらえるのです。

もっとも状況自体は患者を悩ませている「本当の問題」ではありません。それはちょうど、受験生が「親の名誉のために頑張ってる」とわかっても胃の痛みが消えるわけではないのと同様です。精神科でも状況を明らかにしたあとで「本当の問題」の手当てをしなくてはなりません。そのことについてはあとで詳しく説明します。

精神科医が患者の気持を診るときの第三のポイントは、患者が自分の調子が悪くなった「原因」を尋ねたがっているかどうか、です。

ふつう医者は病気の原因を「病因」と呼びますが、病気でなくても「自分」を診てもらいに病院へ行く人が「患者」ですから「原因」と言っておきます。おまけに、患者が知りたい「原因」は、「病因」とはまったく別のことなのです。

ここで「原因」というのは、「私の何がいけなかったの？」「誰のせいなの？」ということです。具合の悪い患者はたいていこの「原因」を知りたがっています。それは内科や外科の患者でも同じです。ただ、尋ねても内科医や外科医は答えてくれません。研究の結果わかっている科学的な根拠に基づいて「病因」を説明してはくれますが「原因」には無関心です。それというのも、治すべき病気を見つけて治すのが仕事だからです。ときに、くどくどと「原因」と思われることを医者に話して「そりゃ、そんな生活をしてきたアンタが悪い！」と怒鳴られる患者がいますが、憤慨しないで下さい。医者のほうでは自分の仕事を邪魔されているとしか思えないのですから。忙しい内科医や外科医にとって「原因」の話は、単なる世間話と同じなのです。

ところが、精神科医にとっては「原因」追求こそが仕事そのものです。

「原因」というのは「私の何がいけなかったの！」「誰のせいなの！」ということでした。先ほどとは違って、今度は、「？」ではなく「！」を付けておきました。なぜかと言うと、「原因」を求める言葉は疑問形になっていますが、本当は叫びだからです。誰も心底から「あなたのココが悪かった」「○○さんのせいですよ」という返事を望んでいるわけではないのです。

こういうことは日常生活では、ままあります。「なんでそんなことしてくれたワケ？」これも形は疑問文ですが、真意は「なんてことをしてくれたんだ！」と同じ叫びですよね。「原因」も本当は「なんて自分はツイてないんだろう！」「私はなんて不幸なのかしら！」という悲嘆なのです。しかし、このことを患者自身は自覚していません。医者に嘆いたって仕方のないことですから。医者には何かを尋ねたほうがよい、と皆考えます。それで文字どおりの疑問形を用いるのです。

精神科医はこのことを承知のうえで、患者と一緒になって、患者の何が悪かったのか、誰が悪かったのか、調べていきます。

ちょっと意地悪に思えるかもしれません。しかし、手間をかけるのが大切なのです。たんねんに「原因」探しをしていると、しだいに「原因」探し自体が見えてきて、ふっと患者が気づくときが来ます。自分はやり場のない悲嘆を持て余した末に、「原因」探しにかまけていたのだと。

この、自分で気づくという点が重要です。医者に教えてもらったのとでは、わかりようがまるで違うのです。

患者はまた、詳しく自分の不運不幸の話を聞いてもらううちに、その悲しい気持を汲《く》んでもらえたと知ります。それで、心の痛みが癒《い》えるのです。

ここまで来れば、治療の半ばが終わりです。あとは病状に合わせて、薬を出すなり、生活指導するなり、家族調整するなり、仕上げに取り掛かればよいのです。もちろん、この段階で治療が終わってしまう例もたくさんあります。

じつは似たような「原因」探しは日常生活でもしばしば起こります。初めのうちは、何かで困っているので助言を求めるといった「相談」で話が始まるのですが、じきに「こうなったのは誰のせい？」という話になります。ここで「グチだな」と判断し、気持を汲んであげるのが正解なのですが、ふつう（素人《しろうと》には）難しいですよね。たいていは「そりゃあいつが悪い」と本人以上に憤慨してしまったり「あんたが悪い」と説教してしまったりして、相談を空中分解させてしまうのがオチです。

しかし、精神科には「気持を汲む」方法以外に、本気で大真面目《おおまじめ》に「原因」を取り扱うやり方があります。もちろんプロですから、患者といっしょになって腹を立てたり、患者に説教を垂れたりはしません。同情しつつ冷静に、患者の悪かった点、誰かが酷《ひど》かった点を次々と明るみに出すのです。

ふつう患者自身の問題であれ、誰か他人の悪意であれ、ここで終わりということはありません。自分が責任逃れをしたのは自分が臆病《おくびょう》だったせいで、自分が臆病だったのは自分が他人を信用しない質《たち》だったからで……。あるいは、自分がひねくれたのは親が自分を心の底では愛してくれなかったせいで、親がちゃんとした親になれなかったのはその親が勝手だったからで……。際限がありません。

際限がないのですが、それだけに人生の総復習をすることができます。自分の人生を整理し直すことで今までに犯した誤解や勘違いを正し、人生を根本的にやり直すことができます。

ただ、この方法には欠点があります。時間がかかりすぎるのです。何年もかかることだってあります。また原因探しの過程で、罪悪感と身近な人への嫌悪感《けんおかん》が繰り返し生じます。原因探しは、一種の犯人探しだからです。

この方法の長所と短所を天秤《てんびん》にかけるのは難しいことです。最近の私は、短所のほうが少し重いように感じています。そして、この方法よりも、患者が罪悪感を持ったり他人を断罪しないで済む「気持を汲む」方法を好むようになっています。「人生のコーチ役」が自分には分不相応という気がするせいでもあります。

患者の気持を汲むということなら、原因探求をパスしてしまう手があります。「誰のせいでもありません。運が悪かったんですよ」と言ってあげればよいのです。「偶然が重なってしまったんですね」という言い方もあります。ただ、いきなりそれだけを言っても患者はなかなか納得できるものではありません。何事についてもそうですが、ひとつのことを理解するにはその過程が大切なのですね。

そこで、私はよく「例え話」をします。

「あなたが雨の夜、街灯のない道を運転しているとします。信号のない交差点で横から出てきた車と衝突してしまいました。もちろん警察は、あなたの責任が六割、もう一台の車の責任が四割というふうに決めるでしょう。しかし、本当にあなたが六割悪かったのでしょうか。もし、昼間で雨が降っていなかったら、あるいは街灯がついていたら、信号があったら、横道から車が出てこなかったら、事故に遭わずに済んだのではないでしょうか。たまたま雨で、夜で、街灯がなく、信号がなく、横から出てくる車がいた。運の悪さが重なっただけでしょう。あなたが眠れなくなったのも……」と話すのです。多くの人がこれで納得します。

もちろん例え話は相手に応じて変えなくてはなりません。私はそのため例え話のレパートリーをふやすことに努力してきました。そのうち、ふと、気がついたのです。大好きな童話や昔話も一種の例え話として使えるぞと。

実際には「使える」どころではありません。私が工夫した例え話よりもっと人々の心に染《し》み入ってゆくようなのです。私は童話や昔話を面接にしばしば用いるようになりました。

第三話『幸運なハンス』は気持を汲むのに童話を使った一例です。ただ、この場合、対象となったのは両親のほうでした。「息子が悪いのか、こういう息子に育て上げた自分たちが悪いのか」と原因探しをしに来たのは両親だったからです。

精神科医は、患者の気持を診て、患者に「自分」の気持を見させます。そのとき、童話や昔話が威力を発揮します。患者の一番自分らしい体の部分である顔を映し出す鏡のように、自分ならではの気持のキー・ポイントを映し出してくれるのです。私が童話や昔話を〈面接の鏡〉と名付けたのは、そういう理由からのことだったのです。

じつは〈面接の鏡〉には、もうひとつの使い途《みち》があります。この章で述べた患者の気持を診るうえでの三つのポイントは、いずれも日常的な相談の方法が進化したようなものでした。それに対し、日常的な相談とはまったく共通点を持たない、いかにも精神科的な面接で用いられる〈鏡〉があるのです。それが何を映し出すのか次の章でお話ししましょう。

II

食わず女房

ある日、五十三歳の主婦が受診しました。二年来、めまいや耳鳴り、頭痛や吐き気がすると言います。内臓のどこかが具合悪いのかと思って内科の病院に入院させてもらったこともあるそうです。検査の結果異常がないと言われ、しばらく我慢していましたが耐えられなくなり耳鼻科の医院で診てもらいました。そこでも異常なところはないと言われ、脳外科の医者を紹介されました。脳外科でも問題はないと言われました。年齢のせいで疲れやすいのかなと思って、家で休んでみたりビタミン剤を買って飲んでみたりしましたが、はかばかしくないのです。近所の内科医に相談したところ、そりゃ神経かもしれないよと言われ精神科の受診を勧められたそうです。自分でも精神科かなと思うところはあったのですが、抵抗があって受診できないでいたのです。内科医に勧められて、ようやく決心がついたと言います。

まず「めまい」について尋ねてみました。景色が回転する真性めまいではありません。「目がクラクラする」というめまい感と呼ばれるものでした。心因性の可能性があります。聞いてみると、横になって休んでいるときにはありません。「さあ片づけものでもしようか」とか、「料理を作らなくては」と立ち上がったときに「めまい」になるそうです。病院へ行ったり、友人を訪ねたりするために外出するさいには不思議と「めまい」は起きないのですが、おつかいに出かけようとするとクラクラときます。耳鳴りや頭痛や吐き気も、最初はすべてそうでした。患者は、「私は家事恐怖症なのでしょうか？」と言って、少しひきつったように笑いました。

家事が嫌いなのか尋ねてみました。嫌いだという返事です。とはいえ、本来は好きだったそうです。小さいときから手先が器用なので、母親が喜んで裁縫、手芸、料理と仕込んでくれました。掃除や洗濯、お片づけも好きでした。衣類を洗い、家の中をきれいにすると、自分の心の中までもが洗濯され掃除される気がしたと言います。それなのに、「めまい」が生じるようになってからは家事がいやでいやでしようがなくなったのです。家事をやろうとすると「症状」が出るので、家事をするのよ、と言われるんですけど……」

「御主人は家事が行き届かなくなったことで何かおっしゃってますか」と尋ねてみますと、「何も言いませんけど……そりゃ内心は気に入らないでしょう」という答えです。二人は三十年前に結婚したそうです。見合いですが、家事万能という仲人《なこうど》の話に夫となった人もその家族も患者との縁組みを強く望んだということです。患者のほうでも異存はなく、話はとんとん拍子で決まりました。夫は大きな酒屋の息子でしたが、次男だったので本家とは別に居を構えました。店には従業員が多かったので、患者は家にいればよかったのです。財産分けの意味もあって、夫の両親がかなり大きな家を建ててくれたので、患者には「掃除のしがいがありました」。二人の息子に恵まれ、幸せな生活でした。今では二人とも結婚して別に所帯をもっています。次男に嫁をもらって二、三年経《た》ったころのことです。患者はお気に入りの食卓を拭《ふ》いていて、ふと自分が夫をうとましく思っていることに気づきました。夫には今までとりたてて不満ももっていなかったので、うとましく思えてならない自分が不思議でした。それからまもなくのことです。「めまい」や耳鳴り、頭痛や吐き気が始まったのは。

じつはこの患者が受診した翌日から、私は国際学会に出張することになっていました。しばらくの間、次の面接ができません。そこで宿題として『食わず女房』の話を読んでおくように患者に言いました。

『食わず女房』の話の粗筋は次のようなものです。


昔、欲張りな独り者がいました。ある日、山仕事をしながら「よく働いて飯を食わない女房が欲しい」と独り言を言います。すると、その日の夕方、帰路につく男のあとを美しい娘がついて来て、自分こそがその条件に当てはまる女だから女房にしてくれと頼むのです。男はもちろん、喜んで承知しました。

一緒に暮らしてみると、女は本当に飯を食わないでよく働きます。男は、いまに倉に入りきれないほど米がたまるだろうとほくそえみます。ところが、ある日倉を開けてみると米俵がごっそり減っているではありませんか。男はたいそう驚きます。そして、翌日、山仕事へでかけるふりをして天井に潜み、なぜ米俵が減るのかを調べてみようと思いたつのです。

男が天井に潜んでいますと、女房が倉にやってきました。女房は男が見ているのも知らないで、米俵を次々と倉の外へ運び出すと、大釜《おおがま》で飯を炊《た》き、はずした雨戸に握り飯を作っては並べてゆきます。それから、女房が長い髪を解《ほど》くと、頭の天辺《てっぺん》に大きな口が現われ、その口めがけてお手玉のように女房が握り飯を投げ上げると、頭の口が全部受けて食べてしまったのです。食べ終わると、女房は髪を元どおりに結い上げてしまいます。この有様をみて、天井の上の男が震え上がったのは言うまでもありません。

夕暮れ時まで天井に潜んでいた男は、下りてくると素知らぬふりをして女房の所へ行きます。そして、独身に戻りたいから出て行くように告げるのです。すると美しい女房はたちまち大きな鬼婆《おにばば》になって「見たな、このやろう。おまえも食ってやる」と言うが早いか、男をひっつかまえて風呂桶《ふろおけ》の中へほうりこんでしまいます。風呂桶ごと男を頭の上にのせると、美女変じるところの鬼婆は山へ向かってゆくのです。途中、男は鬼婆が菖蒲《しょうぶ》と蓬《よもぎ》を恐れて避けてゆくのに気づきます。

しばらく行くうちに、鬼婆は疲れて一休みします。そのおり、男は頭上に木の枝が下がっているのに気づいて、枝にぶら下がって風呂桶から脱出してしまうのです。

男が逃げたのに鬼婆は気づかず山のすみかへ駆け戻っていきます。すみかに戻って仲間を呼び集め、皆でごちそうにありつこうと桶を下ろして初めて、鬼婆は男に逃げられたことに気づきます。逃がしてなるものかと猛烈な勢いで追いかけてくるので男はつかまりそうになります。すんでのところで男が菖蒲の繁《しげ》みに隠れると、菖蒲が刀になって護《まも》るので鬼婆は手が出せません。鬼婆は悔しがって走り回りますが、そのうち、転んで蓬の繁みの中に倒れこんでしまいます。すると蓬の汁が付いて鬼婆の体は溶け、鬼婆は死んでしまいました。

さて、私が長い出張から戻ってくると、患者が再び受診しました。椅子《いす》にすわるなり、「食わず女房、読みましたよ。ひどいですね、先生。私を鬼婆と言うんですか」と言います。言葉とは裏腹に、笑っています。私が「すんでのところで鬼婆になるところだったと思ったのですよ」と言うと、患者は「もう（鬼婆に）なりかかっているかもしれませんけど」と笑いながら言って『食わず女房』を読んだ感想を話してくれました。

患者は『食わず女房』を読みながら、本当に自分はよく働いてきたなあと思ったそうです。もちろん、食事はきちんと食べさせてもらっていましたが、もしかすると、夫も「よく働いて飯を食わない女房が欲しい」と思って自分と結婚をしたのではないかと思えてきました。そう言えば、女癖の悪い夫をなじったら、夫が「えらそうに言うな。誰が食わしてやってるんだ！」と怒鳴ったことがありました。そのときは夫にも言い分があるように感じ、また夫の女癖の悪いのは今に始まったことでもないしと考え、言い返しませんでした。それっきり、そのことは忘れていたのです。夫は若いときから浮気が見つかっても決してあやまりませんでした。しかし、しばらくすると上等な家事用品やときには家具を買ってきて患者の機嫌を取り結ぼうとしました。患者が手入れのしがいのある家具が好きなのをよく知っていたのです。患者も永らくそれで夫の浮気の帳尻《ちょうじり》合わせがついていると考えていました。しかし、『食わず女房』を読んでいるうちに、自分の心が決して収まっていないことに気づいたと言います。それと同時に自分も、たいして働きもしないのに、食ってばかりいたのではないかというふうにも考えたそうです。なるほど自分は家事を精一杯やってきた、しかしそれは本当に働いていたことになるのだろうか、自分は好きなことをやっていただけではないのだろうか、と思ったそうです。患者は自分がよく働いてきたのかどうかわからなくなってしまったと言いました。

　私は患者の話を聞いてとても満足しました。そこまで自分に引きつけて『食わず女房』を読んでもらえればあとは楽なものです。まず、夫に「誰が食わしてやってるんだ！」と怒鳴られたとき、患者が「まるで鬼婆のように」ふくれっつらをしたかどうか尋ねました。患者は笑いながら「そりゃしたと思います」と答えます。この答えを確認してから新婚生活について尋ねました。そのころ、夫は夕食時には必ず帰ってきました。忙しいときは夕飯を済ませてからまた店に戻ったそうです。何を作っても夫はおいしいとほめてくれました。その言葉をはげみにして患者も料理に精を出しました。店の方針で夫の給料は決して多くはありませんでした。しかし給料袋を渡されると患者はいつも、一生懸命に働いてくれてありがとうと言っていました。夫はうれしそうに笑っていました。考えてみると自分も夫もそのように言葉をかけ合わなくなって久しいと患者は言いました。

　そこで私は『食わず女房』の物語の解説をしました。男が望んだ結婚は、患者の新婚生活のようなものではありませんでした。男には、自分の稼ぎで女房に食べさせるつもりはなかったのです。男は「倉に入りきらんくらい米がたまる」ことを望んでいたのです。

「飯を食わない」人間などいませんから男の所へ来るのは化けものしかありえなかったのです。しかし男はあくまで女房が欲しかったのです。下女や下男ではありませんでした。自分の食いぶちくらいは自分で何とでもするといった生活力旺盛《おうせい》な大年増《おおどしま》でもありません。

「美しい娘」が出現すると一も二もなく嫁にしてしまいました。男も心のどこかでふつうの結婚を望んでいたのでしょう。

ところで、女房は男の物欲の象徴である米（これは現代に置きかえるとカネ）をもう一つの口で食ってしまいます。ふだんは毛に隠されているもうひとつの口です。これは明らかに性器を意味しています。女房は、飯を食わせてもらえない、つまり食べ物を通して男の愛情を与えられなかったので、男の物欲の象徴である米を性的な意味に置きかえてそれを盗む以外になかったということでしょう。

ここまで説明をすると、患者は「あ、そういうことだったんですか」と小さく叫びました。「私、夫が浮気したのを知って以来、何だか夫がけがらわしくて……そのうちには夫が浮気するの何とも感じなくなって……でも本当はきっと夫に浮気されるのいやだったんですね、私。買ってもらっていた道具や家具、あれは全部、食わず女房が食べていた米と同じで、夫にお金をつかわせることで私、夫の愛情盗んでいたのかもしれませんね」

『食わず女房』の話の解説を続ける必要はなくなりました。患者の症状もこの日を境にしだいに消えていったのです。

ぐるんぱのようちえん

ある日、二十一歳の女子会社員が受診しました。眠れないし気持が落ち着かない、と言うのです。ひと目みて軽症うつ病の患者だとわかりました。念のために尋ねてみますと、肩こり、首のこり、後頭部痛といった僧帽筋の症状と呼ばれるものがありますし、耳鳴り、疲れやすさ、胸苦しさといった他の身体の症状もあります。夜は寝つきにくく、眠りに入ってもすぐ目が醒《さ》めてしまうそうです。食欲はなく、食べ物の味もよくわからず、文字どおり砂を嚙《か》むような食事だそうです。便秘で、生理も不順になっています。精神症状も「落ち着かない」こと以外に、いらだちやすいとか、そこはかとない不安がまとわりつくといったことがあります。また、物覚えが悪くなったとか、気が散りやすくなったといった症状のあることもわかりました。いつも憂うつな気分で、出口の見つからない迷路にはいりこんだようだと言います。軽症うつ病に間違いありません。近ごろはこの病気で受診する人が本当に多くなりました。新しい患者十人のうち、この病気の人は六、七人の割合にのぼります。

軽症うつ病はストレス性の病気です。この患者のストレスは何だったのでしょうか。この人は、ある中規模の商品取引会社に勤めています。一年半ほど前に入社して以来、先物取引の伝票整理をしてきました。つい先月までは、ベテランの女子社員の助手のようなかたちで仕事をしていました。四十歳代半ばのこの「先輩」は、ちょうど患者の母親くらいの年齢で、仕事のことが何もわからない患者を親切に指導してくれていたのです。大金のからむ伝票を扱う仕事でひとつの間違いも許されないのですが、患者は「先輩」のおかげで安心して仕事をすることができていました。ところが、ひと月前、この婦人が突然退社してしまったのです。上司は、もう一年以上やってきたのだからだいじょうぶと言って、今まで二人でやってきた仕事をすべて患者ひとりでやるように命じました。患者はもちろん、自信がないと言ったのですが、取り上げてはもらえませんでした。当然、それからの患者の負担は大きくなりました。一枚の伝票も間違えてはならないと気を張りつめます。昼休みもそこそこに机に向かっても、毎日九時過ぎまで残業しなくてはなりません。上司に内緒で週末に帳簿を家に持って帰ったこともあったそうです。

なるほどちょっとしたストレスです。しかし、ストレスがひとつあれば必ずうつ病になるというわけではありません。うつ病になるからには、別の種類のストレスが同時に加わっているものです。言い換えれば、何か重要な問題がまだ隠れているはずなのです。

それで手を変え品を変えて尋ねてみたところ、次のようなことがわかりました。突然に退社した「先輩」の婦人は、別の商品取引会社に引き抜かれた営業部長に誘われて転職したのでした。営業部長は他にも何人かの営業マンを連れていったのですが、その中のひとりは患者がひそかに心を寄せていた人でした。患者はその営業マンに気持の通じるものを感じ、いずれデートに誘ってくれるのではないかと期待していました。事実、彼が辞職して間もないころ、誘いの電話はあったのです。しかし、彼女はその誘いを断わってしまいました。彼には会いたかったのですが、会うとなんだか会社に背信行為をすることになるような気がしたからです。会いたい、会ってはいけない——こうした相反する気持が同時に生じる状況をジレンマの状況と言います。面接を通してジレンマの状況が明らかになった時、患者は「私、こんなていどのことで具合が悪くなっちゃったんですね」と少し失望したように言いました。しかし馬鹿《ばか》にしてはいけません。ジレンマの状況は、本人が感じる以上のストレスになります。

さて、治療です。患者自身は自分の問題点が明らかになったのでもう立ち直れるように思っていますが、残念ながら症状がここまで進むと、放っておいて済むというわけにはいきません。新たなストレスを避け安静を保つことが一番の基本になります。私は患者が日々行なうべきこまごまとした養生の仕方を説明しました。患者の両親はできることならすぐにでも会社を辞めさせたいと言います。なるほど会社を辞めてしまえば、仕事のストレスもジレンマの状況もふたつながらに避けられる理屈ですが、せいてはいけません。私は、ひと月の間休職してみて、そのあとで判断すればよいのではないかと話しました。ところが、患者は「私も辞めたほうがいいと思います。でもこんなふうに職を転々としていては、よくないんじゃないですか？」と言うのです。

じつは患者にとって、今の会社は三つ目です。辞めたいのはやまやまだが、これ以上、転職するのは（人間として）よくないことではないか、という患者の考え方はよくわかります。じつは、こういう考え方をする人が軽症うつ病にかかりやすいのです。良く言えば、律義《りちぎ》。悪く言えば、融通がきかないのです。

以前、こういうタイプの人に私は「転がる石は苔《こけ》を得ず」という金言をもち出してみたことがありました。考え方に幅をもってもらうためです。英国では、この金言は、患者の考えと同じように、身を落ち着けておかぬと成果は得られないという意味に用いられますが、米国では、絶えず転身していればピカピカのままでいられるという意味に用います。これはたいてい中学で習うので耳新しくもなく、納得しやすいかなと思ったのです。しかし、なぜかうまくいくことはほとんどありませんでした。

何か新しい説明の仕方を工夫しなくてはならないと、ずっと、宿題のように考えていました。これまではうまい手が見つからないままになっていたのですが、この患者の話を聞いているうちに、ふと、思いついたことがあります。私は『ぐるんぱのようちえん』（西内ミナミ文、福音館書店）という童話の粗筋を話しました。

ぐるんぱは大きな象ですが、ひとりぼっちで暮らしてきたので、寂しくて仕方がありません。いつもメソメソしているので、仲間の象たちは、ぐるんぱを働きに出すことにしました。ひとり暮らしで体が汚く、くさい臭《にお》いもするので、皆で鼻のシャワーを使って洗ってやってから、送り出します。ぐるんぱは、見違えるほど立派になって、元気に出発しました。

ぐるんぱが最初に行ったのはビスケット屋です。ぐるんぱは張りきって特大ビスケットを作ります。しかし、大きすぎる（象の体ほどもある）ビスケットは売れません。ぐるんぱは首になりました。特大ビスケットを退職金代わりにもらって、しょんぼり出て行きます。

次に、ぐるんぱが行ったのは皿作り職人のところです。ぐるんぱは張りきって池のように大きな皿を作ってしまい、首になってその皿をもらって出て行きます。靴屋では人がすっぽり入ってしまうほどの靴を作り、ピアノ工場ではちょっとやそっとでは音の出ないほど巨大なピアノを作り、自動車工場ではお客が運転できないほど大きなスポーツカーを作り、どこでも首になってしまいます。

ぐるんぱが、また昔のようにメソメソしながらスポーツカーに乗って行くと、十二人も子どもを持つ母親に出会います。洗濯だけでも大忙しで大変だと言うその母親に、ぐるんぱは子守りを頼まれます。ぐるんぱが大きなピアノを弾いて歌を歌いますと、ほうぼうから子どもたちが集まってきます。ぐるんぱのように、ひとりぼっちの子どもも大勢来ました。ぐるんぱは、特大ビスケットをちぎって子どもたちにやります。大きな靴で子どもたちは隠れん坊ができます。巨大な皿には水を入れてプールにしました。ぐるんぱは、幼稚園を開いたのです。ぐるんぱは、もう寂しくはありません。

こういう『ぐるんぱのようちえん』の粗筋を私が話している間じゅう患者はニコニコして聞いていました。幼稚園のときに、先生に絵本を読んでもらったことを思い出したそうです。そして「先生は、（私が）転職したほうがいいと思うんですか?」と尋ねました。

「いいえ、決めるのはあなたです。僕があなたに知っていただきたかったのは、自分に合った仕事が見つかるまで転職を繰り返すのも決して悪いことではないということです」そう言ってから、私は例の金言をもち出しました。苔が付くのを尊ぶか嫌うかは、考え方の違いにすぎないのだと説明しました。患者は「なるほどねえ」

とうなずきましたが、まだ割りきれないような顔つきです。そこでダメ押しと思って「あなたの場合、苔というより沽券《こけん》だったんでしょうけどね」と付け加えました。患者は私の駄洒落《だじゃれ》に少し笑ってから、「私、確かに会社を辞めるたびに『負けた！』と思っていました。そんなふうに考えなくてもいいんですね」と言いました。

結局、患者は一カ月休職したのちに、元気になって復職しました。「辞めてもいいんだと思ったら、気が楽になって。私、仕事は自分に合っていると思うから、(忙しくて）大変だけどもう一度挑戦してみます」と言いました。

その後、同じような症例にたびたび出会いました。いずれの場合も患者は若い女性で、いずれも主として職場のストレスが引き金となって軽症うつ病に陥っていました。どの例でも家族は退職、転職を勧めるのですが、本人たちは踏み切れないでいたのです。私は、いつも『ぐるんぱのようちえん』の粗筋を話しました。中には、興味をそそられて、その絵本を買い求める人もいました。ちなみに、「苔」の金言は、場合によって、話したことも話さなかったこともありました。ある人は退職し、ある人は職に留まりました。

世の中にはいくつか転職情報誌があり、いずれも広く利用されているようです。実際、私の身のまわりにも、私の患者の中にも、転職する人は珍しくありません。中年以降の人、ことに男性では、まだ転職に対する抵抗感は強いようです。しかし、男性、女性を問わず、若い人には抵抗感は少ないように見受けます。

それだけに、職業人としての経歴を歩み出したばかりのごく若い女性たちが、職場でストレスを受け軽症うつ病になってまでも、転職すべきかどうかで迷うというのは、初めのうち、私には少し奇妙な気がしました。「あまりに古風！」という感じさえしました。

しかし、個々の患者の話を聞いているうちに、彼女たちの独得の考え方がわかってきました。ひとりの女性は、『ぐるんぱのようちえん』の粗筋を聞いたあとで、次のように言いました。「先生。そりゃ、ぐるんぱは幼稚園を開いて、充実した生活が送れるようになったでしょうけど……幼稚園をやるって、全部がハッピーなことだらけじゃないでしょ。ケガする子もいるだろうし、ケンカする子もいるだろうし……子どもの親とうまくいかなくなることもあると思うんですよね。私、昔、保育園でバイトしたことあるから、わりと知っているんです、そういうこと。でも、ぐるんぱは、そういうことがあっても、きっと、幼稚園を続けていくと思うんですよね。いやなことを避けていたら、いいことも経験できないと思うんです、私」

これには、正直言って、「一本とられた！」という気がしました。彼女の主張を言い換えると、人は、人との葛藤《かっとう》を恐れていては、誰とも親密になることはできないということです。私の見るところ、親密さを犠牲にしても人との葛藤を避けようとする人が現在は多いようです。

ももたろう

　ある日、七十六歳の老婦人が受診しました。打ちひしがれたようすで、顔色も冴《さ》えません。もう一週間も充分に眠れていないとのことで、睡眠薬をもらうために病院へ来たそうです。

　何やらわけがありそうなので、一週間前に何があったのか尋ねてみました。すると次のようなことがわかりました。

　患者は五歳年上の夫とともに、永年住みなれた家に住んでいます。夫婦そろって、たいした病気もせずに元気に暮らしてきました。夫は五十五歳で電機会社を停年退職したあと、それまでに蓄積した技術と人間関係を役立てて、電気工事業をやっていました。年を取るにしたがってしだいに仕事は減ってきましたが、年々体力も衰えてきていたので、実際にはちょうどよかったのです。六十歳からは年金が出たので、経済的にも困ることはありませんでした。夫は町内会長を引き受けていましたし、患者も宗教団体の婦人部長をやっていて、二人とも人付き合いで寂しい思いをすることはありませんでした。

自慢の息子二人は、ともに国立大学を卒業し、ふたりそろって父親と同じ電機会社に入りました。たたき上げの職人だった父親と違って、ふたりとも出世コースを歩んでいます。すでに結婚しているものも入れ、孫も五人います。ただ、長男は永らくヨーロッパに赴任しており、次男一家も九州に住んでいて、顔を合わせる機会は少ないのです。

ともあれ、老夫婦にとっては、まずは申し分のない老後の生活でした。ところが、一週間前に、地主の長男という人が突然に訪ねてきたのです。地主が先月に亡《な》くなったのだが、相続税が払えないので、土地を買い取ってもらえないだろうか、と言うのです。借地権分を割り引いても、三十坪の土地が三千万円と聞いて、老夫婦はショックを受けました。つつましく暮らしてきた老夫婦には、とてもそんな大金は払えません。「ウチで買わないとどうなるんでしょう」と恐る恐る尋ねてみると、地主の相続人は申しわけなさそうに「不動産屋にでも売るほかはない」と言うのです。

それまでテレビのニュースで聞くだけだった地上げ屋の恐ろしい振舞いが、明日にでも自分たちの身に及ぶような気がしました。とりあえず十日間だけ返事を待ってもらうことにしました。そうはしても金策の目途《めど》はなかったのです。初めから夫婦とも、息子たちに相談するつもりはありませんでした。相談すれば、息子たちは自分たちの代わりに借金をしてくれるかもしれません。しかし、子どももいて人生も充実している息子たちに負債を負わせる気にはなれませんでした。患者はその日から眠れなくなりました。

夫のほうは意外にも気丈夫でした。地主の相続人が訪ねてきた翌日には、永らくつきあいのある地元の信用金庫へ相談に行きました。担保のほうは問題ないにしても、夫婦の年齢からして、ローンの組みようがないと顔見知りの支店長が申しわけなさそうに言いました。息子さんを借り主にしたらよいと言ってくれましたが、そうするつもりは夫婦のほうにないのです。信用金庫から帰ってくると、夫は、こうなれば地上げでもしてもらって、借地権を売り払って有料老人ホームへ入るほかはない、とサバサバしたようすです。患者は永年住みなれて近所じゅう親戚《しんせき》だらけのようなつきあいの深いこの場所を離れるのはいやでした。夫婦の片方が欠けたわけではなし、老人ホームで人の世話を受けるというのも気が乗りませんでした。

夫は近所の人たちのようすを聞きにまわりました。辺り一帯皆同じ地主の土地を借りていたからです。老人所帯が多く、信用金庫から借金をして土地を買い取るという家はほとんどありませんでした。子どもの家へ身を寄せることを考えている人、故郷に戻ることを計画している人、老人ホームへ入ろうかと考える人ばかりでした。いずれにせよ、半世紀にわたる近所づきあいは終わりを告げているようでした。

老婦人の話を聞いていて、私の中に怒りがこみあげてきました。庶民の暮らしを根こそぎにしてしまうことが許されてたまるか、という気がしたのです。しかし、私は患者にはそのことを話しませんでした。患者は私の同情を求めて病院に来たわけではないのです。私の中で、息子さんたちにやはり相談するのがよいという考えがチラリとわきました。しかし、私はそれも言いませんでした。息子たちには相談しないという患者夫婦の覚悟は立派だという気がしたからです。私は、老人たちにとても快適と思われる老人ホームをいくつか知っています。しかし、そのことも言いませんでした。患者がなにより悲しんでいるのは近所づきあいが失われることなのが明らかだったからです。結局、私は患者が地主やその相続人を恨んでいるかだけを尋ねました。「いいえ」と患者は言いました。「亡くなった地主さんは気の毒ですよ。亡くなったんですから。地主さんとこの息子さんも、親の代からの財産を税金で取られちゃうんですからねぇ」この言葉を聞いて、私はとりあえず睡眠薬を処方することにしました。患者が地主一家を恨んで、つまり、八ツ当たりをしたいのなら、なんとでも、気持のはけ口を見つけることはできます。そうでないのなら、今の時期、私にできるのは薬を出すくらいのことしかないのです。

幸い患者は、私の出した軽い睡眠薬で眠れるようになりました。しかし、眠れるようになっただけで気持は晴れません。そうこうするうちに期限がきて、地主の息子に返答する日がきました。彼は本当に申しわけなさそうにして「できるだけ良心的な不動産業者に土地を売るから」と言ってくれました。恐ろしい地上げ屋の来る可能性は遠のきました。夫は、毎日のように出歩いて有料老人ホームのパンフレットを集めてきます。一緒に見学に行こうと患者を誘いますが、患者は「とうてい見に行く元気が出ない」と言います。

私は本格的に面接をする時期がようやく来たと判断しました。「今日はひとつ元気の出る話をしてあげましょう」と前置きをして『ももたろう』の物語を始めたのです。患者は驚いた顔つきをしましたが、私は澄まして話しました。

むかしむかし、子どものいないおじいさんとおばあさんがいました。おじいさんは山へ柴刈《しばか》りに、おばあさんは川に洗濯に行っていました。ある日、おばあさんが川で洗濯をしていますと、川上から大きな桃がドンブラコ、ドンブラコと流れてきたのです。おばあさんは桃をすくいあげると、大事に家に持って帰りました。おじいさんが山から帰ってきたら二人で食べようと、この大きくておいしそうな桃を戸棚にしまっておきました。

おじいさんも山から戻ってきて、この桃を見ると、喜びました。おばあさんが桃をまな板に載せ包丁を当てると、とたんに桃は真二つに割れ、オギャ、オギャと元気のいい赤ちゃんが出てきました。子どもの欲しかったおじいさんもおばあさんも大喜び。桃から生まれた男の子なので、「ももたろう」と名づけました。

おじいさんとおばあさんは、ももたろうを大切に育てます。ももたろうは、ごはんを一杯食べれば、一杯分だけ、二杯食べれば二杯分だけ、ズンズンと大きくなっていきました。大きくなったももたろうは、毎日おじいさんやおばあさんのために薪《まき》を運んだり割ったりよく孝行しました。

十歳になったとき、ももたろうはおじいさん、おばあさんの前に出て、手をつくと「おいらにお暇《いとま》を下さい。おいらは鬼ケ島へ行って、悪い病気をはやらせたり乱暴をして村人を困らせる鬼どもを退治して来たいのです」。おじいさんもおばあさんもこれには驚いて、「何を言うかいももたろう。わしらは大事に大事に大きくしてきたのに、そのお前をそんな恐ろしい所へやられようかい」と言います。しかし、ももたろうの決心が固いのを知ると、日本一と大書した旗指物《はたさしもの》ときびだんごを作ってやり、村境まで見送ってやります。

あとはご存知のとおり、猿、雉子《きじ》、犬をお供にし、鬼ケ島に渡り、鬼退治をし、金銀財宝の戦利品を担《かつ》いで戻って、それからは、おじいさん、おばあさんと末永く幸せに暮らしましたとさ。

患者は、私の物語が尻切《しりき》れとんぼになったので、アレという顔をし、笑いながら「先生、一番いいところをはしょっちゃいけませんよ」と言いました。私は、ももたろうの話の後半分は大事ではないと言いました。患者は、よく話が飲み込めないと言わんばかりの顔つきです。そこで、私は「ちからたろう」の話も、「ももたろう」の話と同じように、子どものいないおじいさん、おばあさんの所に、尋常でない方法で子どもが授かる話だということを思い出してもらいました。

患者は少し考えてから話し出しました。「そりゃ先生、育っていく子どもが身近にいるってのは、年寄りにとっては元気の出ることなんですよ。自分たちは衰えてもうお迎えを待つばかしなのに、目の前に赤ん坊がいれば……希望があるっていうか、元気が出るじゃありませんか」

「なるほどね、赤ん坊は希望ですか。年を取ると、そんなに希望がないものですか?」

「そりゃ先生、人にもよりますよ。私なんかは、もう静かにしていられれば……今さら希望どころじゃありませんけどね。ウチの人なんか、私より五つも上ですけど、根が楽天的っていうか、お前、老人ホームに入ったらおさんどんしなくていいんだぞ。好きなことしてられるんだぞって……」

患者に何か思い当たることが出てきたようです。表情に少し明るさが出てきました。そこで私は言いました。「御主人にとっては、老人ホームの話は、ももたろう、ちからたろうなのかもしれませんね。もう一度、人生を新たにできるチャンス……」

「でもねえ、先生」と患者は私の話をさえぎりました。「私は七十六、ウチの人はもう八十一ですよ。こんな年寄り、今さら、人生を新たになんてとんでもないことですよ。私は御免ですね。今さら、一から出直すなんて。私は御免ですよ」そうは言いながらも、患者の表情は見違えるように明るくなりました。

次の面接の日には御主人も一緒に来ました。患者を制して御主人が話し出しました。

「ももたろうの話、カミさんから聞きました。いやあ、先生、よくぞ言ってくれました。私ら年寄りですが、人生百年くらいの気構えでやれってことですよね。人生百年なら、私らでもあと二十年ある。ももたろうのひとりくらいなら立派に育てられますよ。じつは、私も土地のことじゃガックリ来てたんですよ。でも、こいつがガックリきて夜も眠れないってのに、私までがガックリ来てたんじゃしょうがないって思いまして、まあカラ元気っていうか、出してたんですよ。確かに、お迎え間近の身で百歳まで生きるのは、正直、無理ですが、その心意気ってことでしょう、先生!」

じつは私は、この老夫婦がそれからどういうことになったのか知りません。患者が「もう睡眠薬は要りませんから」と言うので、万一のためにもう一回分だけ下さい。お守りにして持っていますから」と言うので、二週間分だけ処方して治療を終わりにしたからです。おそらく、借地権を売ったお金を元手に、自分たちの「ももたろう」を見つけ、大事に大事に育てているのだろうと、のんきに考えています。その後、患者は睡眠薬の追加を取りに来ませんから。便りのないのはよい知らせ、と考えることにしているのです。

鏡の国の精神科医（下）

童話や昔話は、この章で読んでいただいた三つの物語でも〈面接の鏡〉として用いられています。ただし、前の章で紹介したような患者の気持を映し出す〈鏡〉ではありません。ここでは〈鏡〉に患者の「本当の問題」が映し出されているのです。本当の問題？　それが何なのかをこれからお話ししましょう。

患者は、自分が受診するにいたった事情をよく承知しているものです。「暴飲暴食を重ねているうちに、食事時になるとみぞおちのあたりが痛むようになった」といった類《たぐい》の「事情」です。

精神科の患者も同じです。「自分を付け狙《ねら》う国際組織の話をぽろっともらしたら、気違い扱いされて病院に連れてこられた」といった事情から「失恋して眠れなくなった」といった事情まで内容は千差万別ですが、本人が自分の事情をわきまえていることに変わりはありません。

医者の世界では、こうした事情を「現病歴と主訴」というふうに二つに分けますが、どのみちひとまとまりにできることですから「事情」と呼んでおきます。

内科医ですと、患者から「事情」を聞くやいなや、調べなくてはならない病気の見当をつけ、診察と検査にとりかかります。私はかつて内科医でしたが、ひとつの「事情」につき最低五つの病名をただちに思いつかなくてはならない、と訓練されたものです。

精神科医の場合はちょっと手筈《てはず》が違います。患者から受診にいたる「事情」をよく聞いたうえで、それをしばらく棚上げにしてしまいます。真《ま》に受けていると妙なことになるからです。「自分を付け狙う国際組織の話をぽろっともらしたら、気違い扱いされて病院に連れてこられた」のなら、「それはお気の毒でした」と言うほかはないでしょう。「失恋して眠れなくなった」人には眠り薬をあげるくらいのことしかできません。去って行った恋人のところへ行って患者とよりを戻すように説得するなんてことは無理ですから。

まあ正直言いますと、重症の患者を山のように抱えて忙しいときなど、失恋した患者には眠り薬を処方して安直に、治療したことにしてしまうことがないわけではありません。少なからず良心が痛むのですが……。

良心の痛みを感じつつ仕事をするのはいやですから、時間のある限り「事情」をいったん棚上げにして、患者の話を別の角度から聞きます。その結果、例えば「失恋」の患者について次のようなことがわかったりするのです。

その患者は（と言っても架空の人物ですが）地方の旧家である、大きな造り酒屋の二人姉妹の長女です。因習に縛られるのがいやで東京の短大に進学し、そのまま東京の企業に就職しました。実家は大人しい妹が継いでくれるだろうと勝手に思っていましたが、実際、今年の春、縁談が急にまとまって、妹に婿《むこ》養子が来ることになったのです。秋には挙式の予定です。

田舎には順番というものがあります。姉を差し置いて妹が先に結婚するわけにはゆかないのです。田舎の両親はそんなことを口に出しては言いませんでしたが、患者はよく承知していました。そこで、短大時代からの恋人に、思い切って「そろそろ結婚してよ」と冗談めかしながら言ってみました。ところが、彼の返事は「まだ僕も入社したばかりだから……結婚なんて無理無理」だったのです。

「あれ？」と思いませんでしたか。そうです。「失恋して眠れなくなった」という患者の「事情」説明とちょっと違う感じです。「失恋」というのとニュアンスが違うのです。しかし、患者が間違っていたわけではありません。事実（とは言っても、これは架空の話ですが）彼とはそれ以来なんとなく気まずい感じになり、彼から電話がかかってこなくなったのですから。

ここで重要なのは、患者に睡眠薬を出しても、なんの解決にもならないということです。今、精神科医がすべきことは、患者が安心して眠れるようになるための助言です。

「仕方がありませんよね。田舎に帰って妹さんに心からお詫《わ》びをなさい。何もかも押しつけて悪かったと。そして、妹さんの結婚式のときは、わざと、どうしようもない都会かぶれのアホ娘の役に徹することです」

たぶん、患者は涙を流しながらうなずくことでしょう。

なぜ涙まで流すかですって？　それは、精神科医の言葉が、患者の嫉妬《しっと》心《しん》を冷やすからです。本当の本当は、患者は自分を出し抜いて結婚し実家を継ぐ妹への嫉妬から眠れなくなっていたのです。それが、患者は自分の犠牲になってきた妹に甘えている自分を恥じ、妹に申しわけなく思っているから眠れなくなっていたのだ、と精神科医に言ってもらうことで救われるのです。

　治療ということから言えば、患者の嫉妬を指摘するという手もあります。しかし、いったん指摘すると、それでは終わらなくなります。「眠れなくなったのは、あんた（の嫉妬心）のせい！」と宣告することになるからです。前に話した「原因」探求――気持を汲《く》むという面接をせざるをえなくなります。なんだか消防士が火を点《つ》けて、それから消火作業に取りかかるようで、これは馬鹿《ばか》らしいですよね。

　おまけに、「自分を恥じ、妹に申しわけなく思っていた」ということも決して嘘《うそ》ではないのです。正確に言えば、「嫉妬心もあったが、妹に申しわけなくも思っていた」のです。面接をしている内には、本人だって嫉妬心のあったことに思い到《いた》っているものです。それだけに「申しわけなく思っていた」という部分が患者の救いになるのです。

　患者はそれから泣き笑いになって、「それにしてもアホ娘はひどいですよ」と口先だけで抗議するかもしれません。「アホ娘」というのが、「妹に犠牲を強いてきたくせに、嫉妬なんかするアホ娘」という意味だと薄々感じてのことです。そこでひと言、「ジュリアナ扇子でも買って帰って、親戚《しんせき》のオジサン、オバサンの前で振ってやんなさい」と付け加えてあげると、あまりに奇想天外な冗談に患者は大笑いをして晴々とした顔になるでしょう。「姉が先でないと」なんてつまらぬことで難くせをつけて患者一家を悩ませるのは、たいていはそういう親戚筋です。「妹のくせに先に結婚して！」という患者の嫉妬心は、（オジサン、オバサンには申しわけないことですが）うまく責任転嫁《てんか》できるはずです。これで嫉妬心のほうの手当てもできるでしょう。

さて、この患者は、自分が妹に嫉妬していること、妹に申しわけなく思っていることのいずれかに気がついていればそもそも病院へ来なかったはずです。そこまでわかっていたら眠れなくなったりしなかったかもしれません。

一般に、患者は自分の「本当の問題」がわからないから病院へ行くのです。

もちろん、患者は誰よりも自分のことをよく知っています。しかし、アレもコレもなんでもかんでも知っているために、かえって自分にとって一番重要なことが見えなくなっているのです。そこで一番目につきやすいことを、とりあえず、自分の問題であると決めてしまうのです。

その点、精神科医は初めて出会う患者のことをほとんど何も知りません。知っているのは、患者が話してくれた「事情」と、それをいったん棚上げにしなければ「本当の問題」が見つからないということだけです。

本人も気づいていない「本当の問題」を見つけるのにはコツがあります。たえず、患者の困難が生じた理由が本人の説明する「事情」以外にあるはずだと考えながら、患者の話を聞くのです。そのさい、「もしかするとこうではないか」と推理を働かせる必要があります。推理ですからはずれることも多いのですが、めげずに頭の中で試行錯誤するのです。慣れてくれば、はずれることも少なくなります。

漫然と話を聞くことは避けねばなりません。時間をかけることと、ていねいなことは違います。やみくもにアレもコレもと聞いていても患者に近づくばかりです。患者と同じように知り過ぎて、一番重要なことが、かえってわからなくなるのです。

精神科医の面接は、推理につぐ推理です。これにはかなりの集中力を要します。患者がふっともらした言葉が鍵《かぎ》になることも多いのです。まったく気が抜けません。疲れていたり体調が悪かったりすると、途中で進むべき道を見失ってしまいます。精神的にも肉体的にも余裕が必要なのです。先ほど、忙しいとつい、安直に睡眠薬を出してしまうことがあると白状してしまいましたが、あせってやってもどうせ失敗するのです。これは我ながら居直り発言のような気もしますが……。

さて、精神科医が推理しながら質問を重ねてゆくと、患者の注意も絞られてきます。知りすぎているためにかえって漠然としていたことの中から、重要そうなことが浮かび上がってきます。「あ、そう言えば……」と思い出すことが出てくるのです。

そういうときです。霧が突然晴れて、パノラマが拡《ひろ》がる思いがするのは。ようやく幕が上がって、患者のドラマが出現すると言ってもよいでしょう。それは患者にとっても同じです。今までなんとなく心にかかっていたことの数々、ドラマで言えば伏線が一挙に主題に収斂《しゅうれん》するのです。

こうしたことは「失恋で眠れなくなった」といった軽症の人に限ったことではありません。統合失調症や躁《そう》うつ病といった精神病の患者でも生じます。先ほどは架空の症例で軽症の場合をお話ししましたので、今度は重症の実例で説明してみましょう。

何年も前のことです。私は短期間、ある精神病院の手伝いに行っていました。ある日、ひとりの入院患者が急に興奮して暴れだしたので、診察をしてほしいと婦長に依頼されました。病室に行ってみますと、もうめちゃくちゃです。ありとあらゆるものが散乱し壊れています。患者たちがおそるおそる遠巻きにする中で、中年の女性患者が看護婦たちに押さえられています。婦長が私に注射器を渡そうとしました。私はわけもわからずに注射するのはいやですから、どうして暴れたのか本人に尋ねてみました。「もう十年も入院しっぱなしなのよ！　いやになるのが当たり前じゃない」もっともな「事情」です。患者は「早く注射して落ちつかせてよ」とも言います。「事情」からすれば、それももっともな話です。しかし、私はその病院の単なる手伝いでした。何人もの患者を受け持つ主治医たちと違って暇だったのです。「もう少し話を聞いてからね」と答え、質問を始めました。

十五分ほど話を聞いていたときです。患者が「そう言えばね」と言ったのです。「十年前、ここに入院する前に、私の可愛《かわい》がっていた犬が野犬狩りの人に連れて行かれたってことがあったの。犬が突然いなくなってほうぼう探したんだけどわからなくて、あっ野犬狩りに遭ったのかもしれないって思って収容所に行ったときには……もう毒殺されたあとだったんです」患者は涙をボロボロ流します。「もしかして、今日がその犬君の命日?」

「そうなんです。私、ラッシーの命日にも病院にいて、何もしてやれないかと思ったら……。先生、もう私、だいじょうぶです。注射いりません」気がつくと、患者を押さえていたはずの看護婦たちの手も緩んでいました。部屋を出るとき、婦長が私に耳打ちしました。

「あの人、(自分が)毒殺されるっていう妄想で入院したんですよ」

「本当の問題」が発見できれば、たいていの患者は自分で解決することができます。それも、医者と話しているうちに「自分で見つけた!」と思うのが大切です。前章で述べた、「人に話しているうちにひとりでわかっちゃった」という日常的な相談と同じことになるからです。こういう場合、患者は医者に感謝しません。自分の手柄ですからね。人によっては「話を聞いてくれてありがとう」ぐらいのことは言います。医者としては少々物足りぬ気がしますが、仕方がありません。

もちろん、いつも理想的に事が運ぶとは限りません。話の進め方がまずかったために、患者が医者に「本当の問題」を見つけてもらったと感じてしまうこともあります。こういう場合には医者は感謝されます。気分はいいのですが、すぐに困ったことが生じます。患者が解決の仕方までも医者に教わろうとするのです。医者のおかげと思ってくれなくても、自分で発見したと思い、自分で解決しようとしてくれるほうが、やはり、いいと私は考えます。

面接でドラマが出現するのだと先ほど言いましたが、どんなに面白いテレビドラマだって、少し時が経《た》つと話の筋を忘れてしまいますよね。面接のドラマでも同じです。「診察のときはわかった！　と思ったんですけど……あれ何でしたっけ？」あとで問い合わせてくる患者は珍しくありません。そもそも「本当の問題」を見えなくさせていたさまざまな思い出や感情が、日が経つうちに再び入り乱れて、せっかく発見した「本当の問題」をまた隠してしまうのでしょう。

面接ドラマを患者に覚えていてもらうためには、忘れない工夫をしておかなくてはなりません。その手立てはいろいろあるのですが、強く印象づけるのが大切です。「失恋で不眠」の患者だって、ジュリアナ扇子のことは忘れないでしょう。そして、それを思い浮かべれば、「どうしようもないアホ娘の役」の意味を思い出すはずです。

こうした冗談は強い印象を残しますが、いつでもぴったりの冗談が言えるものかではありません。生活指導や例え話をするほうがよほど一般的です。私はさまざまな生活指導や例え話のレパートリーを増やす工夫をしてきました。しかしそのうち、童話や昔話が断然効果的ではないかと思いついたのです。

童話や昔話は文字どおりのドラマです。人々の心に染《し》みるドラマです。幼いころから繰り返し読み聞きして話の筋を諳《そら》んじていることも多いのです。もし、患者のドラマにぴったり重なる童話や昔話があれば、こんなに効果的なものはないでしょう。

実際、使ってみると期待どおりの成果が上がりました。うれしくなってどんどん使っているうちに、私は、いつの間にか「本当の問題」探しの最初の段階から、ぴったり合うお話はないかと考えているようになりました。童話や昔話の筋立てを「推理」の筋道に使うようになったのです。その結果、私の推理力は飛躍的に向上しました。

第四話『食わず女房』、第五話『ぐるんぱのようちえん』、第六話『ももたろう』はいずれも、「本当の問題」探しに物語を用いた実例です。

万が一、患者が「あれ？　何だったっけ？」と、「本当の問題」を忘れても、童話や昔話は役に立ちます。「ほら、食わず女房ですよ」とか、「ももたろうの話を思い出してごらんなさい」と言うだけで、「そうそう、そうだった」ということになります。

「今日の私の顔、どう？」と聞かれたとき、「化粧ののりが悪くなってるみたい」なんて説明するより、「ほら」とバッグから手鏡を出して渡してあげるほうが親切でしょう。鏡を見れば誰でも自分の「本当の問題」（？）に自分で気がつくものです。

物語もまったく同じです。童話や昔話は精神科医が患者に差し出す〈鏡〉です。そこには、患者の「本当の問題」が映し出されているのです。

III

赤ずきん

ある日、二十八歳の女性が受診しました。過食症になったので治してほしいというのです。具体的にはどんな状態なのか詳しく聞くと、次のようなことでした。

半年ほど前から、夜になると無性に何かを食べたくなるのです。へたをすると、夕食をふつうに食べたあとで、カップラーメンを三個食べ、袋菓子を二袋、板チョコを三枚食べるというようなことになります。食べても食べても満足することがなく、むしろ食べれば食べるほど無我夢中になってしまい、自分が食べているということさえわからなくなってしまうのです。はっとわれに返ったときにはすでに遅く、胃が張り裂けんばかりに苦しく、その痛みと、周囲に散らかっている食べかすの無残なようすとでとめどのない悲しみがわいてきて、涙が止まらなくなるのです。

食べ物があるからいけないのだと考え、食品いっさいを、独り住まいのアパートに置かないようにしたこともあります。しかし、夜になるといらだってきて、雑誌やテレビを見ていても、頭の中に「何か食べたい」という思いがあふれてきてじっとしていられなくなり、深夜コンビニエンス・ストアに食べ物を買いに走ってしまうのです。

夜半に食べて涙して、それからようやく眠りにつくので、睡眠不足がずっと続いています。しかし、不思議と日中も眠くはならないのです。そうこうするうちに、生理も止まってしまい、すでに三カ月になりました。

会社へは遅刻も欠勤もせずにきちんと行っています。食べるのが止まらなくなると恐《こわ》いので朝食は食べません。昼食も食べません。体がけだるくて食事をする気になれないのです。会社の帰り、駅の傍のファーストフードの店で夕食をとります。アパートに帰りつくともうヘトヘトに疲れています。しばらくぼんやりすわっていますす。すると無性に「何か食べたい」という思いが募ってくるのです。

患者は太ったと言いますが、朝食と昼食を抜いているせいか、太ってみえません。血色が悪く、肌がカサカサになっています。全体に生気がありません。特殊な病気で過食になることがありますが、たいていは何かの葛藤《かっとう》が引き金となってこの状態に陥ります。半年前に何か思いあたるような出来事がなかったかと尋ねてみますと、次のようなことがわかりました。

　患者には五年ばかり前からつきあっている男性がいました。彼は会社の取引先の営業マンでした。仕事でよく彼女の会社に顔をだしていたのですが、ある日、夕食に誘われたのがきっかけでつきあいだしました。彼女よりも三歳年上でしたが、甘えん坊で、姐御《あねご》肌の彼女とはよく馬が合いました。二人はよく車でピクニックに行きました。彼女が作ったお弁当をおいしそうに食べている彼を見ているのが彼女は好きでした。

　つきあいだして半年ばかり過ぎたころ、先輩の女子社員から、「彼とつきあっているようだけど、女のうわさの多い人だから気をつけなさい」と忠告されました。しかし、彼女にはそれが本当のこととは思えませんでした。その先輩とはあまり親しく口をきいたこともなかったので、やっかんでいるくらいに聞き流しました。むしろ、彼女の心にとまったのは、彼が地方の旧家の跡取りで、今は修業でよその会社で働いているという話でした。考えてみると、彼とは実家の話などしたこともなかったのです。

それ以後、おりにふれて先輩の言葉の「将来の社長夫人もいいけど……」という部分だけをふと思い出すようになりました。それまでは彼と結婚することなど考えてもみませんでしたが、自分の「若奥さん」ぶりを想像してみるようになりました。都会のサラリーマンの家で育った自分には、地方の旧家の嫁になることなど向かないとはわかっていましたが、想像してみるのは決していやなことではありませんでした。

その後も二人の間で結婚が話題にのぼることはありませんでした。休みの日ごとに彼の運転する車で遠出をすることが続きました。

用心していたつもりでしたが、半年ほど前、彼女は自分が妊娠していることに気づきました。産むわけにはいかないとわかっていましたが、いちおう彼に報告はしておこうと思いました。出張から戻った彼を自分のアパートに呼びました。ところが、彼女が話を切り出す前に、彼が分厚い封筒を彼女に渡したのです。中には金が入っていました。いぶかる彼女に彼は、「前に帰省したおりに同じ地方の有力者の娘との見合いの席が用意されており、自分も実家の会社の将来のことを考えて、その見合いの相手と結婚することに決めた」と言うのです。今度の出張のついでに実家へ立ち寄って正式に返事をしてきたのです。彼女は裏切られた気がしましたが、文句のひとつも言わずに了承しました。封筒の中から、堕胎に必要な額だけもらって、あとは彼に返しました。

翌日、彼女は街の産婦人科医を訪れました。その後まもなく、彼女は夜になると手当たりしだいに食べるようになったのでした。

この患者の場合、愛を失ったことが食べ物をむさぼるようになるきっかけを作ったようです。それはなんとなくそうだろうなとわかる気がすることです。しかし、なぜ、愛と食べ物とが関連をもつのでしょうか。よく考えてみると不思議なことです。こういうときに童話や昔話が役に立ちます。参考になる物語は多いのですが、今は『赤ずきん』の話を選んでおきましょう。

ご存知のとおり、赤ずきんは、母親のいいつけにしたがって、クッキーとワインを持って森に住む病身の祖母を見舞いに行きます。途中、森で出会った狼《おおかみ》の口車に乗せられて、道草をしてしまいます。遅くなって祖母の家に着きますが、そこで先まわりして待っていた狼に食べられてしまいます。幸いなことに、通りがかりの狩人《かりゅうど》が満腹して眠りについている狼を見つけ、腹を裂いて、先に食われていた祖母もろとも助け出してくれます。そして、狼の腹に石を詰める、というのが粗筋です。『赤ずきん』の話を参考にしてみると患者の中には、赤ずきんと狼がひとりずついたように思えます。

　彼女は彼とつきあい始めると、ピクニックに行くたびに彼のために弁当を作りました。彼女の中には、ひとりの赤ずきんがいたのです。ところが、先輩の忠告を聞いたとき、ごく小さな狼が彼女の中に生まれました。この小さな狼は、彼女に愛の道草を食うように勧めます。彼女は自分の「若奥さん」ぶりを空想しはじめます。彼女がつい油断をして妊娠してしまったのもそのせいです。のちの面接で尋ねてみますと、「心の中のどこかで、妊娠すれば結婚できると思っていたような気がします。二、三度、これで若奥様かと考えたことがありましたから。堕《お》ろす前に彼に話そうと思ったのは、やっぱり、もしかするとという気があったからです」と言いました。このかすかな打算が彼女の愛のストーリーの「道草」だったのです。

　私は、この時点ではまだ患者に『赤ずきん』の話をしていませんでした。しかし、患者は何かを感じとったようです。「純粋に愛していればよかったのに……先生、私が将来社長夫人になったらなんて考えてたから、私たちだめになっちゃったんですか?」と尋ねました。患者はここにいたるまで一度も「誰のせいで私はこうなったの!」という叫びを発しませんでした。もしかすると、本当は自業自得《じごうじとく》なのではないかと薄々思っていたのかもしれません。そうだとすると、おそろしくて人には聞けません。「自分のせいだろう」という答えが戻ってきたら、それこそ救いがありませんから。「とんでもありません。男の身勝手さのせいです」私はわざと口を極めて、会ったこともない男の非を挙げつらいました。すると患者は「彼って、本当はそれほど悪い人じゃないんですよ。結局、私たちって、きっとこうなる運命だったんですね」と言いました。

これで患者の気持は汲《く》めました。次は「本当の問題」を探す番です。私は『赤ずきん』の話をしました。もっとも、ふつうのお話の仕方ではありません。「狼は森で赤ずきんに出会いました。すぐに赤ずきんを食べてもよかったのですが、ちょっと話をしてみました。もしかすると、ひとりぼっちの狼は寂しかったのかもしれません。すると、赤ずきんは病気のおばあさんにお見舞いのクッキーとワインを届けるところだと言うではありませんか。たぶん、狼は愛情で結ばれた赤ずきんとおばあさんに嫉妬《しっと》したのでしょう。二人とも、食ってやろうと考えます。独り暮らしの祖母の家のありかを聞き出すと、赤ずきんに花をつんでゆくように勧め道草を食わせておいて、先まわりして祖母の家に行くのです。祖母を丸呑《まるの》みにすると、祖母の衣裳《いしょう》を着てベッドにもぐりこみ、赤ずきんを待ちます。そして、狼と知らずに近づいてきた赤ずきんを呑みこんでしまいます。なんと頓馬《とんま》な赤ずきん！」

ここまで私が話すと、患者が「あっわかりました！」と小さく叫びました。

「私、狼になっていたんですね。私、愛に飢えて、嫉妬に狂ってたんだわ……ホント、狼と同じ」

「いいえ、あなたは狼になっていたわけではありませんよ。あなたの中の小さな狼が暴れていただけです。その証拠に、あなた自身は食べても食べても止まらないのをなんとかしようと苦労してきたじゃありませんか」

患者はこっくりとうなずきました。しかし、手がいつの間にか胃のあたりを押さえています。

「仕方がないのです。誰の中にも小さな狼はいるのです」

「誰でもですか？」患者の顔から気持悪そうな表情が少し引きました。

「誰でもです。小さな赤ずきんもいるんですよ、必ず」そう言ってから、私は結局は赤ずきんが逆転勝利するのだと説明しました。

患者の容体は、この日以後、少しずつよくなってゆきました。半年にも及ぶ過食のせいで胃の粘膜が荒れていたので、急速に元気を取り戻すというわけにはいかなかったのです。それでも二カ月を過ぎるころから血色がよくなり、肌もつやを取り戻しました。ちょうどそのころのことです。

「この間私、気がついたんですけど、先生が狩人だったんですね」診療室に入るや否《いな》や患者が言いました。とっさのことで私がきょとんとしていると、患者が笑いました。「赤ずきんのことですよ」患者は絵本を買って、繰り返し繰り返しこの物語を読んでいたそうです。

私たちは誰でも自分の中に赤ずきんと狼を住まわせています。ふとしたときに、狼が活躍しはじめるのは過食症の患者に限りません。「ちょっと食事でもしませんか」と見知らぬ人に声をかけられたら危い！　というのは多少の分別がある人なら皆、知っていることです。こういうのは必ず「狼」のワナですよね。しかし、愛する人に食べ物を贈るのは、本来は楽しいことです。バレンタインの本命チョコ。小鳥だって求愛のときは餌《えさ》を相手に運びます。恋愛でなくても同じです。親は子に食べさせます。皆、食べ物を贈って、心の中の赤ずきんに活躍させているのです。

ただ現在の日本は、このささやかな愛が困難な時代にあります。たったひとりで食事をする人がなんと多いことでしょう。家庭で皆がばらばらに食事をするのが多いと報告されていますが、事態はいっこうに改善されません。ひとりで食事をするのでは、赤ずきんの活躍の余地などありません。

世は飽食の時代と言われ、グルメブームと呼ばれます。しかし、たとえ友人、家族と美食の食卓を囲んでも、人々の心が食べ物（の味）にのみ向かっているのであれば、これまた赤ずきんの出番が封じられているようなものです。それは、狼の群がおいしそうな赤ずきんを取り囲んでいるようなものではないでしょうか。

うらしまたろう

ある日、ひとりの患者が帰ってきました。一年余りにわたってよその病院に入院していたのです。私の勤める病院には精神科の病棟がありません。重症の患者もすべて外来だけで診ています。病状が重いからといって外来で診療できないというものではないのですが、同居する家族のいない人のように自宅で療養することの難しい人はいます。そんな場合、よその病院を紹介して入院してもらいます。退院後もそのままそこの病院の外来に通う人もいれば、私の所へ戻ってくる人もいます。患者がよくなって戻ってきてくれると、精神科医はうれしい気持になります。昔の同級生と再会したような気分になるのです。

その日、帰ってきた患者は統合失調症で私の外来に二年近くも通っていた人です。失恋をきっかけに発病した機械工ですが、両親がすでに離婚していて、各々《おのおの》別の人と再婚していたので、世話をしてくれる人がいませんでした。両親を同じくする兄弟はいなかったのです。病状はさほど重くはなかったのですが、そういう事情のため入院を勧めていました。しかし、彼はひとりでもなんとか生活できると主張して二年近くも頑張ったのです。ところが勤め先の工場が閉鎖になり、収入の目途《めど》もなくなったのを機会に「貯金をはたいて」入院する決心をしたのでした。

彼は入院中に三十歳になっていました。表情にぎこちなさは残っていましたが、以前に私の外来へ通っていたときに比べて、ずっと穏やかになっていました。私は入院中の主治医の紹介状を読んでから「ずいぶんよく治してもらったんですね。入院してよかったですねえ」と言いました。すると、彼は「本当に病院ではよくしてもらいました。これからは先生のところに通いながら仕事を探して、早く生活保護を受けなくても済むようにならなくちゃ」と言いました。それから、彼と私はしばらくよもやま話をしたのですが、そのうちに彼が、何気なく、「一年以上病院にいると、うらしまたろうのようなもんで……なんだかボケちゃいましたよ」と言ったのです。私は頭の中の電球が灯《とも》る思いがしました。

先にも述べましたが、患者の両親は彼が三歳のときに離婚しました。幼かったので離婚の理由は知りません。彼は九州にあった父方の祖父母の家に引き取られ、十歳のときに祖父が亡《な》くなるまで、その家にいました。可愛《かわい》がってくれていたのは祖父のほうです。「これからは日本も技術の世になる。お前も技師になって日本のためにつくせ」というのが祖父の口ぐせでした。少年は、祖父の言葉どおり、技師になろうと心に決めていました。祖父とは折り合いがよかったのですが、祖母とはうまくいきませんでした。なぜか祖母は少年にとても冷酷でした。小学校に入って初めての運動会のことを患者は今でもよく覚えています。弁当を作ってもらえなかったのです。友人や友人の家族には、朝のうちに食べてしまったと、嘘《うそ》をついて空腹をこらえていました。ところが遅れて見物にやってきた祖父が事情を察して、近所のうどん屋に連れていってくれたのです。「あんなにうまいうどんは後にも先にも食ったことはありませんよ」と患者は言います。

祖父は卒中で亡くなりました。酒飲みだったのです。祖父が亡くなると、当時四年生だった患者は、同じ九州で再婚した父の家へ遣《や》られました。彼は、子どもながらに、義理の母に冷たくされるだろうと覚悟していたと言います。しかし、初めてみるその人はやさしそうな人でした。そうは言っても、患者がよく世話をしてもらえたわけではありません。そこの家にはおしめのとれない弟と生まれたばかりの赤ん坊がいて、義母は幼い二人にてんてこまいで患者の世話まで手がまわらないのでした。患者は、父が自分のことで義母になんとなく遠慮しているのを見てとり、邪魔にならぬよう、目立たぬよう気をつけて暮らしました。父は、ときおり、彼に駄菓子を買ってくれました。とてもうれしかったのですが、なんとなく家には持って帰れないように思い、公園でこっそりと食べたそうです。

患者は父の家で中学を卒業するまで暮らしました。工業高校へ進学したい気持がなかったと言えば嘘になりますが、いつの間にか断念していて、学校の紹介で東京の町工場に就職したのです。

東京で就職したのは、実母が東京で再婚したという話を誰かに聞いていたからです。住所も新しい姓もまるで知りませんでしたが、同じ街に住んでいれば、出会うこともあるかもしれないという淡い期待があったのです。しかし、積極的に探すことはしなかったので、患者は三十歳になる今日まで母に巡り会うことはありませんでした。

彼は懸命に働きました。工場には年配の職人が何人かいましたが、皆親切で彼に仕事をよく教えてくれました。彼は、ときに、夜間の高校へ行きたいなと思うこともありましたが、おりからの好況で毎日深夜近くまでの残業があり、希望をかなえることはできませんでした。

二十歳になったとき、彼は一人前の職人になっていました。今さら高校へ行く気にはなれませんでしたが、技能を高めたいと思って訓練所に通い、何回かの失敗ののち検定に合格しました。その後、一年間お礼奉公のつもりで勤め続けたあと、大企業の工場に移りました。

長らく勤めた町工場を去るのは心残りでしたが、しばらく前から新興宗教に凝りはじめた工場主の奥さんがしつこく入信するように勧めるのに嫌気がさしていたのです。辞めたいと申し出ると奥さんは怒りわめき、「恩知らず！」とののしりましたが、工場主は、これまで本当によくやってくれたと餞別《せんべつ》に自分の大事にしていた工具をひとそろいくれました。

新しい工場は、近代的な機械が入っていて働きがいがありました。彼が配属されたところの職長は親分肌の頼りがいのある人でした。二年ばかりして職場と仕事に慣れたころ、職長の勧めで、指導員の資格をとるための夜学に通うことになりました。

ちょうどそのころ、職場の先輩の家で、先輩の奥さんの妹に紹介されました。先輩夫婦のあと押しもあって、二人はつきあいはじめました。彼女は小柄な、少し気の強そうな娘で、彼より四つ年下でした。商業高校を出て、大手の商社の事務員をしていました。

彼はこの人なら結婚してもいいなと思っていました。収入は安定していましたし、年齢も、もうすぐ二十七歳と結婚してもおかしくはなかったのです。彼は仕事、夜学と多忙でしたが暇を見つけては彼女と会おうとしました。しかし、どういうわけか、デートを申し込んでも二回に一回は断わられるのです。私だって忙しい、というのが彼女の言いわけでした。

ある日、彼は夜学からの帰宅途中、ひとりの若い女性とすれちがいました。すれちがったとき、その女性が「探さないで。もう私の子じゃない」と言った、確かにそう言ったと彼は思いました。そこで、追いかけて行って、「おかあさんでしょ。あなたは僕のおかあさんでしょ」と言ってみました。若い女性は気味悪そうに彼を見つめると、逃げていってしまいました。

その後、彼はおりにふれて「母」の声を聞くようになりました。「母」は老若男《ろうにゃくなん》女《にょ》、さまざまな人の声を使って、彼をさいなみました。急にようすが変わった彼を心配した職長が彼を病院に連れてきたのです。

この患者は、幼いときから女性とのよい関係に恵まれませんでした。祖母、義母、工場の奥さん。誰も彼を愛し慈《いつく》しんではくれませんでした。仕事と学校で疲れていたこともさりながら、彼が女性との交際がうまくゆかないことを契機に発病したのには、このことが大きな要因となっていたと考えられます。「母」が彼をいやがる声を聞くという幻聴から病気が始まったことも、彼が女性のいいイメージをもてずに育ったことと関係がありそうです。

このような患者の背景を知っていたので、患者が退院してきて「うらしまたろうのようなもんで」と言ったとき、私はとっさにうらしまたろうに親切にした乙姫《おとひめ》様のことを思い浮かべたのです。それで、入院中の生活のようすを尋ねてみました。患者によれば、ひとりの年配の看護師が彼にやさしくしてくれたそうです。何年も休業していた人で、御主人が亡くなったので復帰したらしいのですが、それだけに万事仕事のてぎわが悪く、患者の側から見ていてもハラハラするような看護師だったそうです。患者たちの中にも馬鹿《ばか》にする者がいたくらいですが、心根のとてもやさしい人であることは彼にはよくわかったそうです。

「それでは、一年からの入院生活もつらくはなかったでしょう?」と私が尋ねますと、彼は「ホント、自分でも不思議なんですけど、あっという間に過ぎたような気がします」と答えました。「もっと入院していたかったですか?」と問うと「さすがに……もう充分ですよ」と苦笑いをし、「病院では合唱をしたりフォークダンスをしたりで面白かったですけどね」と付け加えました。私が「それじゃまるで鯛《たい》や平目の舞い踊りじゃないですか」と笑いながら言うと、彼はふと真顔に戻って「そういえば、本当に竜宮城ですね。僕がうらしまたろうと言ったのは、世間に後れをとってしまったという意味だったんですけど……」と言いました。

誰でも病気になって入院するのはいやです。入院している間に「世間に後れをとって」しまうからです。それゆえに、不幸にも入院し、幸いにもよくなって退院した人は、必ず後れを取り戻そうとするものです。

しかし、病に倒れることや、入院することには利点はないのでしょうか。長年医者をやってきて私は、利点はある、と思うようになりました。私たちは日常の生活の中で、男や女、日本人、職業、家族などいろいろな条件に縛られています。また私たちは自分の歴史、生い立ち、経験、考え方に縛られています。こうした束縛は病気をすると少しゆるまります。痛み、苦しみは現在の自分だけのものであって、過去の自分とは無縁ですし、人と共有できないからです。私たちは病気になると、孤独な中でもうひとりの自分に直面せざるをえません。私たちは自分が囚《とら》われていたものから解放されると同時に、生まれ落ちたときのような心もとないところに立たざるをえません。言いかえれば、病気は私たちに自分を、自分の人生を見直すきっかけを与えてくれる機会でもあるのです。

さらに、入院すると自分を見直す時間がたっぷり与えられます。あるいは自分を生き直す時間がたっぷりと与えられると言ってもよいかもしれません。

先に紹介した患者の例で言いますと、彼は祖母、義母、工場主の妻と女性に恵まれない人生を送ってきました。恋人との間がうまくいかなかったのも、そういう自分の生い立ちに囚われていたからかもしれません。しかし、彼は入院することで一からやり直す機会を得ました。そのときちょうどひとりの看護師に出会って、初めて女性に親切にされるという経験をしたのです。そうは言っても、この看護師は有能なベテランというにはほど遠い人のようです。意地悪く言えば、資格をもっているだけの看護師のようでもあります。そういう看護師でしたが、彼に新しい人生を歩ませる手助けができたのです。不思議なことです。

ここで考えておかねばならぬことは、こうした出来事はまれなことだということです。病院という所は、人々に新たに「当病院の患者」という役割を与え、新たな束縛をするきらいがあるからです。その意味では、この看護師が有能なベテランでなかったことが重要だったのかもしれません。

さて、いま紹介した患者は、その後、再発することもなく、新しい恋人を見つけて結婚しました。うらしまたろうの伝説のほうは、白髪のおじいさんになったのちのたろうの生活が語られませんが、私には、この物語が単に愉《たの》しみにうつつを抜かして「世間から後れをとってしまった」人の話ではない気がしてなりません。亀《かめ》を助けたばっかりに不幸に終わるというのでは教訓話にもなりません。

三びきのこぶた

何年も前のことですが、ある日、三十四歳のアメリカ人女性が受診しました。ある多国籍企業のバイス・プレジデントをしている彼女は半年間の予定で日本に出張してきたのでした。バイス・プレジデントというのは直訳しますと「副社長」ですが、日本の会社の組織で言えば「部長」に相当する職です。いずれにせよ、エリート社員には違いありません。心のバランスを失わないように週に一回は精神科医と面接する習慣を日本滞在中も守りたいと来院したのでした。ちょっと不思議な話です。

話を聞いてみますとなかなか精力的な人です。弁護士をしている夫をニューヨークに残して来日したのですが、単身赴任ではありません。三歳になるひとり娘を連れてきたのです。「母親としての務めを放棄したくないから」だそうです。日本に来るとただちに子守をしてくれる人の募集を英字新聞に出し、応募した人と面接をし、短大英文科を出たばかりの日本人の女性を雇いました。仕事が朝八時から夜八時までと多忙なのですが、昼休みには自宅に帰って娘とともに食事をします。赴任する前から日本の支社に手紙を出し、オフィスから近いアパートを探すように依頼してあったそうです。子守の女性には娘に長い昼寝をさせるように頼んであって、夜帰宅をすると一、二時間娘と遊び、絵本を読んでやって寝かしつけるそうです。また、夫からは毎日電話がかかってくるのですが、電話だけでは充分なコミュニケーションがとれないからと、一日置きに手紙を書くのだそうです。

立派！　としか言いようがない暮らしぶりですが、正直言ってなんとなく窮屈な感じがするのは否《いな》めません。私がそのように言うと、彼女は溜《た》め息《いき》まじりに「そうですね」と言い、正直言って自分も疲れた感じになることがあり、心のバランスを失ってしまうのではないかという心配があるから、どこの土地へ行っても精神科医を探すのだと話しました。

この女性は日本に滞在した半年の間、毎週一回規則正しくやってきました。日々の暮らしの話をしたり、日本の習慣でわからないことを私に尋ねたり、読んだ本の感想を述べたりといった面接でした。いろいろなことが話題になりましたが、とりわけ私の関心を引いたのは彼女の生い立ちの話でした。匿名性《とくめい》を保つならそのことを記事にしてよいとのことでしたので、今回はそれを書こうと思います。

ちなみに、私は日本人の患者であれ外国人の患者であれ、患者の話を聞いて、将来論文や雑文の題材にしたいなと思うときには、本人にあらかじめ承諾を得ることにしています。本書に載せた症例もすべてそうです。私が、こういう自主規制をするのは、そうしておかないと、面接が書き物の題材集めの場となってしまって本末転倒になりかねないからです。実際、書けば面白い話は山のようにあります。頼んでも断わられることが少なくないのは当然のことですが、私はこの自主規制のおかげでひとつの発見をしました。患者との関係がまだ落ち着いていないケースでは書かせて欲しいと申し出ると関係が壊れてしまいそうで、申し出ることもできないのです。私は、申し出られるか否かで、患者との関係が安定しているかどうか見きわめられるようになりました。

そのことはさておき、先のアメリカ人女性の話で面白かったのは、彼女が自分の生い立ちを振り返って「私の人生は、これまで、三びきのこぶたの物語のようでした」と話を切り出したことです。

彼女は合衆国の中西部の片田舎の町で生まれました。父は町の保安官でしたが、彼女が四歳のときに、殉職してしまいました。彼女は父のことをおぼろげにしか覚えていません。しばらくのちに、母は五人の子どもを連れて都会に出、その地で知りあった機械工と再婚しました。母より年下の新しい父は子どもたちを可愛《かわい》がってくれました。しかし、彼女が十一歳のときに両親は離婚してしまったのです。母はまた再婚しましたが、今度は相手が子ども嫌いだったので、子どもたちは養子に出されてしまいました。彼女は雑貨商の家に引きとられましたが、新しい両親には馴《な》染《じ》めませんでした。結局、半年後に家出をして放浪生活に入ります。一年後、保護されるのですが、身元について口を閉じ続けたので教会の運営する孤児院に送られました。孤児院で高校まで出してもらうと、小さな会社の事務員として就職します。働くうちに経理に興味を覚えるようになり、夜学に通って勉強し、修了証書をもらうと会計事務所に移りました。そこは月給がよかったのですが、彼女は生活を切り詰めました。三年間働いて貯《たくわ》えができると、事務所を辞め、地元の大学に入学します。一心不乱に勉強をし良い成績を収めたので、大学院へ行く奨学金を得ることができました。会計士の資格をとって卒業したとき、彼女は三十歳になっていたのです。波瀾万丈《はらんばんじょう》の半生です。私はまるで小説のようだと思いましたが、どうしてこれが『三びきのこぶた』のようなのかがわかりません。本人に尋ねてみました。

彼女が言うのに、三びきのこぶたが母親にもう養ってやれないと言われて旅に出たように、自分も家を出されて養子になったのでした。雑貨商の養父母は子どもが欲しいというより月給を払わないで済む店番が欲しかったのではないかと疑えるほどの人たちで、彼女は心もとない想《おも》いをしたそうです。ちょうど藁《わら》の家に住んでいたこぶたのように。おまけに、養父が自分を見る目つきがいやらしく、いつこの狼《おおかみ》に襲われるかしれないという心地だったと言います。それで家出をしたのだそうです。

放浪生活はつらいこともあったものの、なにより自由で、彼女は初めて自由を味わった気がしました。しかし、安住できる場所を求める気持も絶えずあったのです。孤児院に送られたときは、だから、ほっとして、ようやく落ちつけると思ったそうです。

しかし、実際には、彼女にとって孤児院は居心地のよい所ではありませんでした。一年だけのこととはいえ、放浪生活で自由を満喫した彼女には規則の多い孤児院は窮屈だったのです。寮母たちはきちんと自分たちの義務をはたしていましたが愛情をもって子どもたちに接してくれる人はいませんでした。おまけに、何人か質《たち》の悪い娘がいて、うかうかしていると、支給されたささやかな身のまわり品を盗まれることもあったのです。彼女は、ここでも心細く暮らしました。ちょうど、木の枝の家に住んでいたこぶたのようだったと言います。

じつは、自分たち子どもを可愛がってくれた二度目の父が彼女の六歳の誕生日に『三びきのこぶた』の絵本をくれていました。その絵本を自分のたったひとつの宝として彼女は持ち続けていたのです。孤児院にいる間も彼女はこの絵本を絶えず開いて見ていました。そうするうちに、自分をこぶたになぞらえるようになっていたのです。

彼女は孤児院を出るときには、これからは三びきめのこぶたのように、レンガの家、つまりしっかりした生活の基盤を築こうと決心していたそうです。

私は彼女の話を聞いて、なぜ彼女が現在のように立派すぎるほどの暮らしをするようになったかわかるような気がしました。それで「あなたは、いつ狼に襲われるかもしれないとまだ恐れているのですね」と言いました。彼女はびっくりしたように私の顔を見つめ、「そうかもしれません。私も今まで気がつきませんでしたが」と言いました。患者がどの土地に住もうと週一回は精神科医と面接していたのは、これが理由だったのです。このことがわかってからまもなくのことです。患者が、「これからは精神科医に頼らずに暮らして行けそうだ」と言って帰国して行ったのは。

その後、私は自分の息子に原作に忠実な『三びきのこぶた』の絵本を買ってやったときに、これが私の知っていた話の筋とは違うことに気づきました。私の知っていたディズニーのアニメでは、藁の家に住んでいたこぶたも、木の枝の家に住んでいたこぶたも、狼に家を吹き飛ばされると逃げて、レンガの家に住んでいる兄弟のところにかくまってもらい、三匹で力を合わせて狼を追い払うことになっていました。しかし原作では違うのです。藁の家に住んでいたこぶたは、家を吹き飛ばされたあとで、狼に食べられてしまいます。木の枝の家に住んでいたこぶたも同じです。

レンガの家に住んでいたこぶただけは助かるのですが、それにとどまりません。煙突から侵入してきた狼を湯の煮えたぎった釜《かま》にとじこめると、ことこと煮てシチューにして食べてしまうのです。原作の『三びきのこぶた』はこうした文字どおり食うか食われるかの生存競争の物語なのでした。

こうしてみると、先に紹介したアメリカ人の患者が自分の人生を『三びきのこぶた』になぞらえたのは正しかったと言わざるをえません。原作にはこぶたが三匹出てきますが、各々《おのおの》のこぶたには名前がつけられていないばかりではなく「兄弟だ」とも書いてありません。親に見捨てられた一匹のこぶたが、二度にわたって死と再生の冒険を繰り返し、その間に知恵をつけ、たくましくなって、ついには狼に勝ったと読むことができます。

この『三びきのこぶた』の読み方は、その後、私の大きな職業的な武器になりました。今のところ文字どおり親に捨てられたという経験をもつ患者は決して多くはありませんが、情緒的には捨てられたも同然という人なら日本人の患者にも多くいます。私が『三びきのこぶた』の原作を話してあげたり、あるいは原作に忠実な絵本を読むように勧めると、ほとんどの人が生き抜いてゆくことに勇気をもてるようになります。それは、自分を（情緒的に）見捨てた親を恨んで生きてゆくことより、よほど健康的なことです。

今のところ、日本では親が離婚したり再婚したりしても、子どもが養子に出されたり、あるいは子どもが放浪したりといったことは少ないようです。しかし、そのうちにはこうした子どもが日本でも数多く出てくる可能性があります。親が自分の生活ばかりを守ろうとすると、その帳尻《ちようじり》合わせは子どもでなされるものです。そういう子どもたちが受診するようになったら、私はこの物語を話してやろうと思います。

もうひとつ。この『三びきのこぶた』の読み方は、男社会の中でキャリアを切り拓《ひら》こうと悪戦苦闘している女性たちを診療するのにも、とても有用な方法になりました。例に挙げたアメリカ人女性のように仕事も家庭も完璧《かんぺき》にこなそうとして気持のゆとりを失う人は日本人にも数多くいます。そのあげくに、めまい、疲労感、耳鳴り、不眠などの症状が出て精神科を受診する人も少なくないのです。

以前は、働いている女性の職場での葛藤《かつとう》というと「女の敵は女」という型が圧倒的に多かったのですが、近ごろでは敵は男の上司、同僚であることが増えてきました。これも社会への女性進出の結果のひとつなのでしょう。彼女たちが競わなければならない男たちは、ふつう家庭での仕事を分担していません。彼女たちは、ハンディを負っています。そのうえ、彼女たちは、男たちが作り上げたルールにしたがってキャリアを積まねばなりません。このルールは、どんなに覆《おお》い隠されていても、その根底に弱肉強食の論理を秘めています。言ってみれば、狼の論理です。

女性が社会で本当の意味での機会均等を勝ちとって狼のルールそのものを改めることができるようになるまでは、一度や二度、狼に負けても最後には狼を負かしてしまうようなたくましいこぶたの生き方が参考になるでしょう。私は、キャリアを目指して努力し、疲れて受診する女性たちにも『三びきのこぶた』の話をすることがあります。

不思議の国の精神科医（上）

童話や昔話を使って面接をしていると、奇妙な感じにとらわれることがあります。患者の生活と物語の世界があまりにぴったりと重なってしまうので、われながら不思議な感じがするのです。それはたぶん、お話のような人生なんてめったにあるものじゃない、と私が心のどこかで考えているせいでしょう。よく「日常茶飯事」と言うではありませんか。

しかし、じつはこの類《たぐい》の「常識」こそが精神科医の敵なのです。「常識」は精神科医の感受性を鈍らせます。

「失恋して眠れない」「倒産して落ちこんだ」「ケンカしてイライラする」と聞いて「そりゃそうだろう。当然」と簡単に納得してしまったら、患者の「本当の問題」もドラマも見つけようがなくなります。

精神科医だって生活者としては常識人です。自分の人生は平凡で、身のまわりに起きることは「日常茶飯事」だと思って暮らしています。しかし、少なくとも患者の人生は「小説より奇なり」のはずだと考えていなくてはなりません。ドラマがあるに違いないと確信してこそ、面接を始められるのです。

したがって本当は、精神科医が、患者の人生と物語の世界が妙に符合することに驚いてはいけないのです。恥ずかしいことなのです。

そうわかってはいても、ついつい感心してしまうのは、童話や昔話のほうをも見くびっているところがあるからなのかもしれません。「どうせ、ただのお話」とは考えていない、と言いきれません。可愛《かわい》い話、愉《たの》しい話とは思っても、つい、本物の人生とは無縁な夢物語と考えているところがありそうに思います。

しかし、幼いころから現在にいたるまで私たちが童話や昔話に魅了されてきたのは、そこに展開されているドラマに何か秘密があるからではないでしょうか。

そう思って、童話や昔話を読み返してみると、あるある。不思議なことが山ほどあるのです。

これまで取り挙げてきた物語も、改めて考えてみると不思議だらけです。

どうして『ねむりひめ』のお城につむがひとつ残っていたのでしょう。王様が国じゅうのつむをすべて焼き払うように命じたのに、よりにもよってお膝元《ひざもと》に！

『三ねんねたろう』だって、機が熟すまでの三年間、どうして寝つづけることができたんでしょう。食事もせずに。

『幸運なハンス』がじり貧の人生を喜んだのは、まあ、いいとしましょう。出世物語の逆さまだとわかります。しかし、家に戻ったハンスにどんな人生がありうるのでしょうか？

『ぐるんぱ』だって変です。どうして「仲間の象たち」は、ひとりぼっちで寂しくメソメソしているぐるんぱを本当の仲間にしてやらないで、人間の世界に送り出してしまうのでしょう？　これって、仲間はずれっていうやつじゃありませんか？

一見ささいなことですが、桃から生まれた『ももたろう』が日本一のきびだんごを与えて、犬、猿、雉子《きじ》をお供に鬼ケ島に攻めこんだとき、なんでまた鬼たちは酒盛りなんかしていたのです？

「そりゃお話だから」とか「偶然でしょ」という答え方もありますが、私はそうは思いません。何か意味がありそうです。「桃」「きびだんご」「酒盛り」……そう言えば、多くの物語で「食」がお話の鍵《かぎ》になっています。『ねむりひめ』の誕生パーティでも食事にひとりの占い女を招待しなかったので悲劇が始まったのです。

ひとつひとつの童話や昔話を見ているだけでは、「あれ？」と疑問に思うだけで通り過ぎてしまうようなことでも、いろいろな物語で繰り返し出てくるとなれば、「何かカラクリがあるのでは？」と考えるほうが自然でしょう。

主題として断然多いのは「食」です。前の章でとりあげた『食わず女房』『ももたろう』、この章でとりあげた『赤ずきん』『三びきのこぶた』……。『うらしまたろう』だってそうです。子どもたちは、ただ亀《かめ》をたたいて遊んでいたのでしょうか。浜辺の漁師の子たちが、大きな海亀をたたいていたのです。殺して食べようとしていたのに違いないのです。命を助けられたからこそ亀はうらしまたろうを竜宮城へ案内したのでしょう？　竜宮城では、鯛《たい》や平目という高級食用魚が舞ってみせ、乙姫《おとひめ》はごちそうを出すのです。

私が「食」の物語ばかりを集めたわけではありません。本書に収めなかった話でも、『おおかみと七ひきのこやぎ』『１００まんびきのねこ』『ちびくろさんぼ』『三びきのやぎのがらがらどん』『ヘンゼルとグレーテル』『ぐりとぐら』『どんくまさんのぱん』『注文の多い料理店』……もうきりがありません。どうしてこんなに「食」の話が多いのでしょう。不思議なことです。

私はお話ファンとして、また精神科医としてこうした「不思議」はおろそかにできないと考え、私なりに調べてきました。童話や昔話を面接に使う以上、「ふーん不思議だねえ」では済まされないではありませんか。その結果、一見取るに足らないような「不思議」が、じつは、隠されたもうひとつの世界の入口であることがわかったのです。

アリスは時計を持った怪しい兎《うさぎ》のあとを追って兎穴に入ったとたん、謎《なぞ》めいた世界に落ちていきました。私も物語の不思議な主人公たちを追っているうちに、見知らぬ世界に入りこんだのです（もっとも、私自身はアリスのような妖《あや》しい魅力を持ち合わせていません。正直言うと、体型的にも性格的にも怪しい兎のほうに似ています。偶然ながら、私も懐中時計をしていますし……）。

本当は私の発見した世界の全《すべ》てをお話ししたいところですが、紙幅が足りないので、一番大きな「食」の世界のお話だけをします。

昔、ある所に一匹の狼《おおかみ》がいました。狼は森のそばに住む子山羊《こやぎ》たちを長い間ねらっていましたが、ついにある日チャンスが訪れます。母山羊が子どもたちのために食べ物を探しに森へでかけたのです。さっそく、狼は子山羊たちの家へかけつけると、戸をたたきます。

「開けておくれ。食べ物を持って帰ったよ」

ところが、しわがれ声で母親ではないと見破られてしまいます。狼はあわてて声をきれいにするため白墨を食べます。

せっかく声をきれいにしたのに、今度は脚が黒いことから、狼だと見破られます。そこで狼はパン屋にかけつけると、脚をくじいたからと嘘《うそ》をついて、練粉を塗ってもらい、次に粉屋にかけつけて小麦粉をかけてもらおうとします。粉屋が怪しんで断わると、「かけなきゃ、お前を食ってしまうぞ」と脅すのです。

自分の脚に練粉と小麦粉をつけさせて、脚を白くしたおかげで、「開けておくれ、おいしい物を持って帰ったよ」と言う言葉が、がぜん本当らしくなりました。狼はまんまと侵入を果たし、子山羊たちを次々と食います。一匹、二匹、三匹……子山羊を食うたびに狼の腹はくちくなります。六匹を食うのがやっとでした。腹がよくなって狼は眠くなります。もう一匹どこかに隠れているはずだと思いましたが、つい眠りこけてしまいました……。

目が覚めても、狼は自分の腹に何が起こったのか知りません。ひどく喉《のど》が渇きます。腹の中の子山羊たちが石に変わったような奇妙な体の不調を感じるのです。

水を飲もうと井戸の上にかがんだとたん、石の重みに引かれて、狼は井戸の底に落ちてしまいました。おしまい。

大平版『六ぴきのやぎしか食えなかったおおかみ』の話（原作は『おおかみと七ひきのこやぎ』）は、これで「おしまい」ですが、不思議の「食」の世界はここから始まります。（大平版は、徹頭徹尾、狼を主人公にしてあるだけです。原作にないものは付け加えてありません。念のため）

原作でも、大平版でも同じことですが、狼は飢えていましたが、食べ物に飢えていたのではありません。愛に飢え、愛を受ける者に嫉妬《しっと》していたのです。

愛を受ける者とは子山羊たちのことです。子山羊たちは、母山羊が食べ物を持って帰るのを待っていました。ところで、愛の原義は「饋《き》」すなわち食物の贈り物です。子山羊たちは母の愛を待っていたのです。

狼は母山羊を装《よそお》いますが、声で見破られます。言葉だけの愛は受け付けてもらえないのです（意味深長でしょ？）。声をきれいにするためとはいえ、なんで狼は白墨なんかを食べるのでしょうか？　蜂蜜《はちみつ》のようなおいしい物を流しこむほうがずっといいのに。しかし、そうはいかなかったのです。腹がくちくなっては、子山羊を襲おうという気持が鈍ります。狼は腹を満たしたいのではありません。あくまで、愛を受ける者を破滅させたいのです。

狼が空腹なだけなら、彼はひとり森へ出かける母山羊を襲ってもよかったはずです。しかし、それはできなかったのです。母山羊は食物を持って帰る「饋」すなわち愛の主だからです。愛に飢えている者は、愛を与えてくれそうな者を襲うことはできません。

狼ができたのは、愛を偽装することだけでした。脚に練粉と小麦粉を塗って「おいしい物を持って帰ったよ」と言うことだけでした。つべこべ言う粉屋を本当に食ってしまわずに脅すだけにしたのも、空腹をいやすのが目的でなかった証拠です。粉屋を食ってしまうと、腹がくちくなって、子山羊に対する攻撃心が薄れてしまいます。

愛を偽装することで、狼は子山羊たちを滅ぼすことに成功します。一匹を残して。残った一匹は、愛を信じる者は決して滅びきることはないということの証《あかし》です。食べ物を持って帰った母山羊は、残りのこの一匹の話を聞いて、眠り込んでいる狼の腹から六匹の愛の受け手を救い出します。そして、代わりに石を詰めます。石とは生命のない物、死の象徴です。狼は子山羊たちを殺して腹に入れようとしたのですから、石こそが狼の腹にはふさわしいのです。そして、その石が狼を死に導きます。狼は自らの嫉妬心で滅びたのでした。

ところで、どうして狼は山羊たちの家で眠り込んだのでしょう。私は、「饋」の主、母山羊を待っていたのだろう、と考えます。愛に飢えていた狼は、愛の贈り手が現われるのを待っていたかったに違いない、と思うのです。

それというのも、ほとんど同じ主旨の物語『赤ずきん』の狼がそうしているからです。

狼が、森で出会うなり赤ずきんを食ってしまえなかったのは、赤ずきんが愛の贈り手だったからです。赤ずきんは、病気のおばあさんにクッキーとワインを持ってゆく、文字どおり「饋」のメッセンジャーでした。狼はまず、愛の受け手であるおばあさんを襲います。それから赤ずきんを待つのでした。しかし、狼はいくら愛に飢えていても、本当の愛の受け手ではありません。だから、赤ずきんも食べてしまうしかありませんでした。「食べてしまいたいほど好き」というあれです。

そう言えば、モーリス・センダック作の『かいじゅうたちのいるところ』(冨山房)でも、怪獣たちが帰ってゆくマックスに叫びます。「おれたちは　たべちゃいたいほど　おまえがすきなんだ。たべてやるから　いかないで」と。

ところで、赤ずきんや母山羊を「饋」——食の愛の体現者と考えれば、狼たちは文字どおり弱肉強食の体現者であるとも言えます。とすれば、『赤ずきん』や『七ひきのこやぎ』の物語は、弱肉強食の論理は愛の論理には勝てないという話だということになります。

しかし、「食」の世界は、そんな勧善懲悪だけでは済みません。母親に、「もう食べさせてやれない」からと「饋」を断わられた「三匹のこぶた」

は、狼という弱肉強食の大物と闘った末に、シチューにして食ってしまいます。頑張れば弱い者でも弱肉強食の世間で生き抜けると身をもって教えてくれているのです。

「うらしまたろう」は、乙姫様の「饋」に浸りっぱなしになれませんでした。人間である以上、弱肉強食の面を捨てるわけにはいかないのです。平気で海亀を食おうとする浜辺に戻らなければ、乙姫の愛の虜《とりこ》になってしまいます。際限のない「饋」も危険なのです。乙姫は竜になるやもしれず、あるいは乙姫の父か夫が竜なのかもしれません。竜宮城は生身の人間が居続けるには危険な所です。だから、「うらしまたろう」は帰ると言い出すのですが、愛の終わりを告げられた乙姫は玉手箱というおそろしいプレゼントをするのです。浜辺に生還した「うらしまたろう」は一挙に年を取り、愛にのめり込んだ代償を払わされますが、後悔はしなかったでしょう。乙姫との思い出を胸に、自分のいるべきところでそれなりに幸せな余生を送ったのではないでしょうか。

「食」の世界も広大でとうてい語りつくせません。あとは、先ほど列挙した「食」

の物語について御自分で調べてみて下さい。「食」の物語に限りません。一見関係ないようなお話にも「食」はちゃんと出てきます。

例えば「いっすんぼうし」が弱肉強食の世間を渡ってゆくときに必要だったのは、一人前の人間が自分で食べてゆくのに使う「お椀《わん》と箸《はし》」でした。決してお婆《ばあ》さんが愛をこめて作るお弁当（饋）ではなかったのです。

とまあ、こんな具合です。

童話や昔話の不思議が解き明かされてくると、今度は私たちの日常生活の不思議が目に入るようになります。物語で「食」の話をしましたから、ここでも「食」を例に挙げます。

面白くないことがあるとき、ヤケ食いをすると気分が少し軽くなることがあります。どうしてなのでしょうか？　大口を開けて物を食べるのは、なぜ下品とされるのでしょうか？　どうして、一度口にふくんだ物を皿に吐き出すと、きたない感じがするのでしょう？

いずれも、今まで当たり前のことと思ってきたことばかりです。しかし、改まって尋ねられると、何か変な気分になります。「そんなこと考えたくもない！」と思うかもしれません。

しかし、無気味さをおそれずに、兎穴に飛び込んでみて下さい。私に続いて（あ、やっぱり私は時計兎だったようです）。

物語だけでなく、私たちの日常生活の奥にも「不思議の国」があります。それは、弱肉強食の食ったり食われたりする論理が文字どおり展開する世界です。

誰かに人を食ったような態度をされたり、自分が食いものにされて腹が立つから、仕返しに私たちはまんじゅうやカステラを食ってしまうのです。食えば腹は収まります。

口そして歯は、弱肉強食の世界では私たちの武器です。だからこそ、嫌いな人にはイーッと歯をむき、お見合いで笑うときには手を当てて口や歯を隠さなくてはならないのです。

食物を歯で何度も噛《か》んでペッとお皿に出してごらんなさい。とてもきたない感じがするでしょ？　皿の上の物はもう食べ物ではなくなっています。私たちが噛み殺した弱肉のなれの果てなのです。死を連想させるものは、全てきたなく感じるものです。嘘と思うなら、それをもう一度、口に入れてみようとしてごらんなさい。自分が噛んだものでも気持悪いですよ。

『七ひきのこやぎ』や『赤ずきん』の狼にとって、自分が食べた子山羊や赤ずきんは腹の中で皆、石（死の象徴）になるのでした。同じことが、私たちの意識の中でも起きるのです。

人は、生き物を食べて命をつないでいます。生き物を食い殺さねばならないのです。これは、つらい、直面したくない真実です。考えるだにおそろしいことなので、人はふつう忘れることにしています。しかし、忘れきることはできません。自分の血となり肉となっているものがじつは他の生き物の「死」であるという事実は、おぼろげなかたちではありますが、ときに私たちを直撃します。私たちが自分の体から出てくるもろもろのものを、「きたない！」といやがるのも、そのためでしょう。

体臭、ふけ、あか、唾《つば》、鼻水……。私自身、書いていて気分が悪くなりますから、これ以上は挙げないことにします。しかし、理性的に考えれば不思議と言えば不思議でしょう。私たちの体の中は清潔に保たれているのです。本来、全然きたなくないはずなのです。そこから出てくるものが、「きたない！」だなんて。

人は、自らの弱肉強食の面を忘れるために、それを思い出させそうなモノやコトを「下品だ、きたない」として遠ざけようとします。そうすることで、私たちはなんとか平穏に日々の暮らしを営めているのです。

しかし、真実から目をそむけているばかりにはいきません。特に人生を歩みはじめたばかりの幼い子どもたちは、一度は本当のことを知っておかねばならないのです。そのために童話や昔話は繰り返し「食」の世界を教えてくれようとするのでしょう。

お話は弱肉強食の論理を見せてくれるばかりではありません。弱く幼いこぶたたちに、知恵を使えば強い狼にも勝てること、子山羊たちに、結局は「饋」が勝つことなども教えてくれます。子どもたちは恐れる必要がないと知るのです。

そのおかげで、子どもたちは自らの弱肉強食性を「奥の世界」に封じ込め、忘れることができるのです。子どもたちは、ママゴトから始めて、生涯を通して、人に食べさせたり食べさせてもらったりして「饋」の実践を積んで行くことでしょう。

その結果、幼い子どもたちが成長して母親になると、自分がこの世で最も愛する者、つまり赤ん坊のウンチもオシッコもきたないとはまったく思わずに、世話をすることができるようになる、というわけです。

初めに私は、身のまわりに起きることは「日常茶飯事」と言いました。どっこい、その茶飯事が不思議に満ち満ちているのでした。

IV

いっすんぼうし

近ごろの精神科には、精神病やノイローゼの患者ばかりでなく、病気でない人も数多く受診するようになりました。日常生活のさまざまな困難を抱え、精神科医に相談しようというのです。私はこの人たちを「よろず相談の患者」と名づけています。病名の代わりです。ある日受診した二十二歳の青年もそうした「よろず相談の患者」のひとりでした。

彼は就職しようか進学しようか迷って受診しました。高校へは行っておらず、大学入学資格試験に合格したばかりなのです。大学へ進むつもりでいたのですが、検定試験に合格してみると、今さらという気もしてきたと言うのです。確かに順調にいっていれば大学を卒業して就職するはずの年齢です。

私との面接の末に、彼は就職することに決めました。知り合いの人が経営する印刷工場に以前から誘われていたのです。一、二年働いて仕事に慣れたら通信制か夜間の大学に進むことにしました。この方針は私が勧めたわけではありません。私と話しているうちに彼自身が自分の気持に整理をつけ、そうすることにしたのです。

ところで、彼が高校へ行かなかったのは、中学の終わりごろから気持がすさみ、勉強を充分にしなかったからでした。両親を恨み、勉強してやるもんか、高校へ行ってやるもんかという気持だったそうです。自分は両親に腹いせをしたかったのかもしれない、と彼は述懐しました。彼は婚外子だったのです。

彼は幼いころから自分の出生に薄々気づいていました。小学校の高学年になるころには、自分のような子を「妾《めかけ》の子」と呼ぶのだと知っていました。しかし、母親にも、週に一回やってくる父親にも、そういったことは何も言いませんでした。中学に入ったころから彼は将来は弁護士になりたいと思うようになりました。将来の目標ができたので一生懸命勉強するようになりました。塾へも行きました。しかし、成績は思うようにのびなかったのです。彼はいらいらした毎日を過ごすようになりました。彼は有名私立高校を目指していましたが、「妾の子」というだけで不利になるのではないかと心配もしていたのです。受験日が近づいてくるにしたがっていらいらした気持はつのりました。なんて俺は頭が悪いんだと自分の頭をたたくこともありました。そういう息子の姿に胸を痛めてのことでしょう。ある日母親が「弁護士になれなくってもだいじょうぶよ。大学さえ出れば、お父さんがいい会社に入れてくださることになっているから」と言いました。この言葉を聞いて彼は逆上したのです。生まれて初めて母親をぶちました。母親が泣きながら逃げてゆくと、机をひっくり返し窓を割りました。奇妙なことに暴れていると悲しさがつのり涙がとめどなく流れました。そのうえ、涙が出ると妙に心地よい気もしたそうです。その日以来、母親の顔を見ると悪口をあびせ、家の中の物を壊す癖がついてしまったのです。それは卒業式の日まで続きました。彼が暴れるようになると父親は訪ねてこなくなりました。おそらく母親が連絡したのでしょう。父親が来なくなったのも、彼には満足のゆくことでした。

家で荒れていることを知られたくなかったので学校は一日も欠席せず、受験の手続きもやりました。受験そのものは、熱が出たと称して行きませんでしたが。

中学校を卒業してからは無為な暮らしを続けます。なんとなく馬鹿《ばか》らしくなって家で暴れることはしなくなりました。しかし、母親とは必要最小限にしか口をきかず、再びやって来るようになった父親とは顔を合わせないようにしました。

そのようにして二年ばかり経《た》ったころ、新聞で検定試験に関する記事を読みました。そんな方法があったのかと思いました。それ以来こつこつと独習して五年、ついに検定試験に合格したのです。

彼の話を聞いて私はとても関心を引かれました。家庭内暴力のさなかにある子どもたちの世話をしたことはありますが、自力で立ち直った人の経験を聞いたことはなかったからです。「あなたが立ち直ったきっかけは何だったのですか?」と私は尋ねました。彼は「サァ」と言い、記憶を探るように遠くを見つめる目をしました。

「そういえば、ラジオで一寸法師の話をやっていて……子ども向けの番組ですよ。何か、こう、ほのぼのとした気持になって……よくわかりませんけどね、自分でも。とにかく、押し入れから昔読んだ一寸法師の絵本をひっぱり出してきて、お守りみたいに本立てに立てたら、何かこう、やる気が出てきて……」彼の説明ではなぜ一寸法師の話が、彼が立ち直るきっかけを作ったのか、私にはわかりませんでした。わからぬまま面接を終えました。

それから二年ほど経ったある日、彼がひょっこり訪ねてきました。ある私立大学の二部に合格したので報告に来てくれたのです。彼は何年かかっても弁護士を目指すつもりです。仕事にも職場の人たちにもすっかり慣れたそうです。就職して以来、家を出て小さなアパートを借りてひとりで暮らしています。両親に対するわだかまりはまだすっきりと消えたわけではなく、ずっと会っていないそうです。ともあれ、私は彼が自分の人生をしっかりと歩み出したことをうれしく思いました。「ところで、あの一寸法師の話をもう一度してくれませんか」と私は頼みました。「結局のところ、よくわからなかったから……」すると彼はにっこりと笑いました。彼自身もその後ずっと考えていたそうです。一寸法師の放送を聞いて何か感じるところがあったこと、一寸法師の絵本を出してきて座右に置いておいたことは確かだけど、それがどうして自分が立ち直るきっかけになったかは今でもわからないのだそうです。そこで私は、どうして自分の出生について母親なり父親なりに尋ねてみなかったのかと質問しました。

「今になって考えてみると」と彼は言いました。幼いころから臆病《おくびょう》だったのです。母親には大事にされ、週一回やって来る父親には可愛《かわい》がられていましたが、いつも何かにおびえていたような気がすると言います。臆病で、自分の出生の事情を親に尋ねてみる勇気がなかったのだろうと言うのです。彼は「妾の子」という言葉を知っており、自分がそれに該当するとわかっていましたが、家の中では何の不都合もありませんでした。ただ、これも臆病のせいか、もし友達や先生に知れたら皆に馬鹿にされるだろうといつも心配していました。自分が馬鹿にされるだけでなく、自分の大好きな両親も皆に馬鹿にされるような気がしたのです。「もしかすると」と彼は言います。どうして僕は妾の子なのと尋ねると、両親を傷つけてしまうような気がしていたのかもしれないと言うのです。

この説明にはピンとくるものがありました。私は「あなたが中学に入ったころから弁護士になろうと思いはじめたのも、それと関係がありそうですか」と尋ねてみました。彼は少し考えてから、関係あると思うときっぱりとした言い方で答えました。自分には、自分と自分の両親を護《まも》ってゆこう、護ってゆかなくてはならないという気持があったと言うのです。弁護士というのは人を護る仕事だと雑誌に出ていたのを読んだことを今でもはっきりと覚えているそうです。

そうだったのかと私は思いました。「もしかして、一寸法師の話を放送で聞いたとき、あなたは幼いころから両親に大切にされ可愛がられていたことを思い出したのではありませんか」彼の返事は「さぁ……そうだったような気もしますし、そうでなかったような……」というものでした。「なんだか先生には一寸法師のことがわかったようですね。僕にはよくわからないのですが……」と言います。そこで、私は私なりに考えたことを説明してみました。

一寸法師も両親に可愛がられて大事に育てられました。成長するにつれ、村の子どもたちと遊ぼうとしますが、背丈が一寸しかないのを皆に馬鹿にされます。たぶん一寸法師も劣等感を抱いたことでしょう。そして、両親に「どうして僕の背は一寸なの」と尋ねてみたかったことでしょう。しかし、一寸法師は尋ねませんでした。尋ねても、両親が説明できるようなことではありませんし、尋ねれば両親を傷つけるだけのことだと一寸法師も承知していたのではないでしょうか。一寸法師は両親に質問をあびせる代わりに旅に出ます。人々を困らせる化物を退治し、打ち出の小《こ》槌《づち》を手に入れ背を伸ばし、大臣の娘と結婚し、両親を呼び寄せて幸せに暮らします。「一寸法師の親」として肩身の狭い思いをしてきた両親を救ったわけです。

このように説明していますと彼の顔が輝きだしました。「すると、先生は僕が弁護士になろうと思ったのは一寸法師が旅に出ようとしたのと同じことだと言うわけですか?」そうです。そのまま、順調に進んでいればメデタシメデタシだったのです。ところが、彼の目前に見え隠れする化物——世間の婚外子に対する偏見は、彼には退治する目途《めど》のたたないものでした。婚外子ゆえに希望する学校に入学できないかもしれないということは彼には絶望的なことでした。追い打ちをかけるように母親が大学さえ出ればいいのだからと言います。彼にとっては、いつまでも一寸法師のままでいなさいというに等しい言葉です。一寸法師は旅に出、化物を退治し、打ち出の小槌を手に入れなくては、自分ばかりか両親をも救うことができないのに。

ずっとのちになって彼がたまたま放送で聞いた一寸法師の話は、彼自身しばらく忘れていた使命を思い出させてくれたのではないか、というのが私の解釈でした。彼はニヤニヤしながら「そうかなあ、僕がそんなに立派なことを考えていたようには思えないですけど……」と言いました。確かに私の解釈はピタリと当たっていないのかもしれません。しかし、私には、彼がそのうち、弁護士の資格をとる日がきたら、きっと母親だけは「呼び寄せて」幸せに暮らすに違いないという気がしたものです。彼はにっこりとすると、「一寸法師の話って、歌じゃないけど、なんだか僕のテーマ・ソングみたいな気がしてきました」と言って帰って行きました。

私は彼の子ども時代と一寸法師の話を重ね合わせて考えることで、ひとつの発見をしたと思っています。不利な条件を背負っている子どもは、そういう自分を誕生させた親に護られていることをやめ、自分を誕生させたという不利な条件を背負っている親を護ろうとすることがあるのだということです。思い返してみると、私が今までに世話をした家庭内暴力の子どもたちにもすべてその傾向があったように思います。親の過保護は子どもの自立の妨げとなりますが、場合によっては、子どもの親に対する思いやりをも根絶やしにするのです。この患者の話と一寸法師の物語は、ときとして子どもの自立が親に対する思いやりと手を携えて実現することを教えてくれたように思います。

つる女房

ある日、三十五歳の男性が受診しました。「喜怒哀楽がなくなってしまった」と言います。銀行員というだけのことはあって身なりはきちんとしていますが、顔の表情が乏しく目つきも少しぼんやりしています。尋ねてみると、食欲も睡眠も問題はないのですが、忘れっぽくなり、ささいなことにも気持が定まらず迷いやすくなったと言います。そのわりには言葉はしっかりしていて、話がまとまらない、といったことはありません。

この人には軽い抗うつ剤を少量出しました。二週間を過ぎたころから、顔に生気が戻り「喜怒哀楽」も出てきて、頭の働きもしっかりしてきました。治療を始めて一カ月も経《た》つとすっかり元気になりました。こういう状態はたいていストレスで起きるので、何か心当たりはないか尋ねてみました。

心当たりはあるそうです。二、三カ月前から離婚話が出ていて、それで心を痛めていたと言います。どんなことで奥さんとうまくゆかなくなったのかと尋ねてみますと、彼は顔を曇らせて「それが……私にもわけがわからないんです。家内とはうまくいっていると思っていたんですが……。聞いても、ただ別れたいと言うばかりで……」と言いました。

ストレス性の病気は、原因となったストレスを解決しなくては治らないというものでもありません。しかし、治療を終える前に、いちおうもともとのストレスがどんなものであったのか見きわめておく必要はあります。

この銀行員の男性の場合、離婚話が病気の引き金になったらしいのですが、なぜ離婚話になったのかは彼にもわからないのです。これ以上彼に説明を求めるのは無理ですが、ここであきらめたのでは、話にもなりません。ちょっと手を変えて話を聞きます。まず、どのようにして結婚したのか尋ねました。

二人は、数年前に銀行の海の家で知り合いました。彼が友人と釣にでかけたとき、彼女は寮でアルバイトをしていたのです。知り合ったとは言っても彼女はまだ高校生でしたから、明るい子だなとは思っても彼が彼女を結婚相手として意識することはありませんでした。卒業したら東京の会社に就職するという彼女に、上京したら連絡しなさいと名刺を渡しました。

彼のほうではそのことをすっかり忘れていたのですが、一年ばかりも経ったころ、彼女から電話がありました。二人はそれからたびたび会うようになります。ある日、彼が三十歳を過ぎているのに未婚だということが話題になりました。彼が、今どきの女性で自分のような堅物と結婚してくれるような人がいないのだと冗談めかして言ったとき、彼女は、それじゃ私がお嫁さんになってあげる、と言いました。年がひとまわりも離れているので、彼は冗談だろうと思ったのですが、彼女は本気でした。

彼女は化粧品会社に勤めていましたが、彼の実家も化粧品店を経営していたのです。嫁として申し分ないかな、と彼は考えました。ただ彼女の両親が離婚しているので、自分の両親が反対するかもしれないと思いました。ところが、彼女を家に連れていってみると、両親も彼女のことを気に入ってしまったのです。話はトントン拍子に進んで、半年後に二人は結婚しました。

結婚してからも彼女は仕事を続けました。世の中のことをもっと勉強したいという彼女の希望はもっともなことだと、彼も考えたのです。彼女は事務を執っていたのですが、明るく人当たりのよい性格をかわれてか、営業に移るように勧められました。営業に移ると彼女はめきめき頭角を現わし、二年後には小さな営業所をひとつ、事実上任せられるまでになりました。そのころ、彼の実家の商売は、店を切り盛りしていた母親が糖尿病で入院したせいもあって、うまくいっていませんでした。高齢の父親ひとりではお客の好みの変化を察知して品揃《しなぞろ》えを変えるといったことができなかったのです。そのことを知ると、彼女は仕事の合い間に店に行っては手伝うようになります。たいした金もかけずに店を改装し、パートの店員を入れて自分が指導しました。おかげで店は立ち直り、母親が退院してきたときには、以前より売り上げも増えていました。両親も、大阪の会社に勤めている彼の兄も、皆がよい嫁だと喜んでくれました。彼としても鼻が高かったのです。

彼女は本業のほうでも頑張ったようで、正式に営業所長になりました。しかし、このころから彼は妻が疲れているのに気づくようになったそうです。家の中の掃除が行き届かず、洗い物がたまることも多くなりました。同じワイシャツを二日続けて着て銀行に行かねばならぬこともありました。彼は妻が会社と実家の店との両方で頑張っているのを知っていたので、ひとつの文句も言いませんでした。しかし、妻の疲れきったようすを見ていると気が気ではなかったのです。彼は、自分の心配を妻に話しました。彼女は、黙って聞いていただけでした。それから一ヵ月ばかり経ってからのことです、妻が離婚を申し出たのは。いくら尋ねても理由らしい理由は話してくれません。ただ「もとの暮らしに戻りたい」と言うばかりだったそうです。

患者の話を聞く限り奥さんが離婚を申し出たのは確かに不可解です。しかし、奥さんには奥さんの言い分があるはずです。私は、奥さんにも一度病院へ来てもらう手筈《てはず》を整えました。そのうえで、「予習」をしました。奥さんの立場になって考えてみたのです。奥さんが患者に充分な説明をできなかった以上、精神科医に詳しく自分の気持の動きを話せるかどうか保証の限りではありません。いちおう私のほうで予習しておけば、奥さんがうまく話せなくても的確な質問がしやすいはずです。このこういう予習のときに、私は昔話や童話をヒントにすることがよくあります。このケースでは『つる女房』を使って考えるのがよさそうに思えました。木下順二の有名な劇の素材になった佐渡島《さどがしま》の民話です。

次の週、奥さんが病院へやってきました。ひととおりふつうに尋ねたのですが、患者から聞いたこと以上の説明はありませんでした。そこで予習に基づいて質問をしてみます。まず尋ねたのは、結婚する前、奥さんが患者に救ってもらったと感じたことはなかったかということです。特にないという返事でした。そこで、押しかけ女房だったようだが、どうして二十歳にもならないころ、患者と結婚したいと考えたのか尋ねてみました。すると、自分の幼いときに両親が離婚していたので、きっと「完全な家庭」に飢えていたのだと思うと言います。結婚して「完全な家庭」を手に入れたのに、自分の力不足で離婚せざるをえなくなったと言って涙を流しました。

「予習」は出だしから役に立たないようにも思えました。しかし、もう少し聞いてみます。上京して化粧品会社に就職したとき、患者の実家が化粧品店をやっていることを知っていたかどうか尋ねたのです。知っていた、という答えです。結婚しようと思ったときに、その化粧品店を手伝うことになるかもしれないと考えたかどうか質問してみます。「思った」という答えです。私は予習が役に立つ見込みがあるように思いました。

民話でつるは恩返しをするために男の女房になります。自分の羽で織物を織って男に大金を稼がせるためですが（木下順二の戯曲とは話が少し違います）、織物を織るには機場《はたば》を男に作ってもらわなくてはならなかったのです。つるは一枚も織れば充分と考えていた節がありますが、男はもう一枚織ってくれるように頼みます。織っている姿をのぞかれて、つるが飛び去ったのは、一枚で充分恩は返したと思っていたからに違いありません。そうでなければ、恩返しを果たさずに逃げ出したことになりますから。

私は患者の奥さんに、実家の店を手伝ったのも「完全な家庭」の実現のためですかと尋ねました。「そうではない」という答えです。重ねて「どんな気持で手伝ったのですか」と尋ねます。すると、「大切な旦那《だんな》様の実家だから、自分にできることはしなくてはという気持だった」と言います。「御主人は喜びましたか」と聞きますと、「夫が喜んでくれたのがただひとつの救いだった」と奥さんはポツンと言いました。そして、思い出すように「結婚してすぐに、夫の両親が片親の私なら御しやすいと考えて結婚に賛成したのだとわかった。年老いた舅《しゅうと》は口うるさく、病床の姑《しゅうとめ》は感謝しても口先ばかりで自分の店に私が手を出すことを本心では嫌っており、兄嫁は店を乗っとるのではないかとばかりに絶えず監視に来て、自分は何のためにこんなに苦労するのかわからなかった。夫が喜んでくれることだけが自分の支えだった」という主旨のことを言ったのです。

そのことを患者に話したか尋ねてみました。「とんでもない」という返事です。今の今まで自分でもそんなふうには考えまい考えまいとしてきたのだと言います。寂しく悲しい思いをしてきた自分にやさしくしてくれた夫が大切にしている家族に対し、そんなふうに考えては「申しわけない」と思っていたと言うのです。「申しわけない」と言うからには、奥さんは御主人に恩を感じていたことになります。結婚前のことをもう一度尋ね直します。すると奥さんは、かつて明るく振舞ってはいたものの故郷では「片親」といわれ肩身のせまい思いをしていたこと、そのため高校を卒業したら知人のいない東京で就職しようと思っていたこと、しかし知り合いのいない東京での暮らしに心細い思いをしていたことなどを思い出しました。アルバイト先の銀行の寮で患者に会ったとき、何気なくそのことを話したところ、彼が、銀行でも片親の人を採用しない傾向があるがけしからんことだと言い、つらいことがあったら話を聞いてあげるくらいのことならできるから電話するように言ってくれたのだそうです。

実際には上京してみると心細いこともつらいこともありませんでした。しかし、彼女はそれも患者の暖い言葉に支えられているおかげだと思いました。それで教えられた電話番号にかけてみたのです。

奥さんはこういうことを思い出して私に話すうちに、「私、自分でどうしてこんなにまで苦労してお店手伝わなくちゃいけないのかしらって考えていましたけど、完全な家庭を与えてくれた夫に恩返ししようとする気持があったのかもしれません」と言いました。

私は奥さんに『つる女房』の話をしました。つるは矢を抜いてもらった恩返しに男の家に来ます。男の女房にしてもらい、機場を作ってもらって、自分の羽で織物を織ります。文字どおり身を削っての恩返しですが夫はそうとは知りません。織るところを見てはいけないと言ってあったからです。つるは自分の痛々しい姿を見られたくなかったのかもしれません。しかし、事情のわからない夫は二枚目を織るように頼みます。おまけにのぞき見をして自分の正体を知るのです。つるは、飛び去ります。その後、男は悲嘆にくれたのではないでしょうか。

奥さんは驚いて、患者が病気になったのは「自分が離婚と言ったからですか」と聞きました。私は、そうではなくて、奥さんがなぜ離婚したいと言うのか患者には理解できないからだと説明しました。すると、奥さんは、「私だってわからなかったんです。もしかすると、私も恩返しをしようとしていて、それが無理になっていたのかもしれません。だけど、私、自分が無理しているって自分で認めたくなかったんです。夫に、私が無理していることがわかっちゃって、私、もう終わりだと……そんなふうに思った気がします」と言い、「私には夫と別れる理由はなかったんですね」と言いました。

この奥さんが、つる女房のように「恩返し」をするために結婚したのだとは言いきれません。奥さんは、「恩返し」という言葉を使いましたが、『つる女房』の話につられたところもあるようだからです。

今の時代に「恩返し」というのはちょっとピンときません。しかし、なんらかの「借り」を返そうという気持が、結婚しようと思うときに混じることはよくあることです。

「借り」は返してしまえば終わりです。ただ、多くの人が自分の結婚にそのような「不純物」が混じっていることを認めたがりません。そして、そのことを人、ことに夫には知られるのを嫌います。

「不純物」の混じっていることに自ら気がつくとき、たいていは本当の結婚が始まるのですが……。

ジャックと豆の木

ある朝、二十八歳の青年が連れてこられました。「破滅だ！　終身刑になる。許して下さい、なんでもしますから」と訳のわからぬことばかり言います。病院へ来る途中、駅のホームで地面に転がって暴れたとのことで、せっかくの背広も汚れています。連れて来たのは、青年の住むアパートの大家だと言う中年の女性と大学生の息子でした。その女性の話によると、その朝早く、アパートの前でブロック塀に頭を打ちつけている青年を見つけ、止《や》めさせようとしたら「ついに追いつめられた」と泣き出したので、これは頭がおかしくなったに違いないと病院へ連れて来たのだそうです。青年は、彼女のアパートにかれこれ十年ばかり住んでいますが、今度のようなことは一度もなかったと言います。見るからに親切そうな婦人でした。

時間をかけて本人と話をしてみようとしましたが、支離滅裂な返事が戻ってくるばかりでらちがあきません。ただ、ここ一週間ばかりろくに眠っていないことだけがかろうじてわかりました。患者が鎮静剤をのむことを承知してくれたのも、何度も私が医者だと説明した末のことでした。

三日後、予約の時間に患者は再び現われました。今度も大家親子の同伴です。多少態度におどおどしたところが残っていますが、ずいぶんとまとまった話ができるようになっています。詳しい事情は話したくないと言いますが、薬のおかげで毎日ぐっすり眠り、日中の気分も多少落ち着いたとのことです。同じ薬を今度は一週間分処方しました。

一週間後には、見違えるほど元気になりました。この患者のように急性錯乱という病気では一般に回復が早いのです。尋ねてみると、今度は詳しく話をしてくれました。

彼はある地方都市の魚屋のひとり息子として生まれたそうです。彼が三歳の時、父は交通事故で亡《な》くなりました。母ひとりでは店をやってゆけないので、一階の店舗を他人に貸し、その家賃で母子は細々と生活をしました。患者が小学校へ上がると母は近くの工場に勤めに行くようになり、生活はずいぶん楽になりました。以後平穏な年月が過ぎましたが、患者が高校二年の時、幹線道路が造られることになり、母子は立ち退《の》かなくてはならなくなりました。補償金は出たのですが、狭い上に借地だったため、その金額はしれたものでした。ふたりは市営住宅に移ることができましたが、家計の支えになっていた家賃が入らなくなりました。患者は学校を卒業したら就職しようと考えました。しかし、母は進学を強く希望したのです。貯金してある補償金は学資のつもりだと言うのです。

受験は失敗しました。患者は母の勧めに従って上京し、有名予備校に入学します。母は、よい大学を卒業したらよい職にありつけるからお金は惜しくないと言って送り出してくれましたが、患者のほうは毎日毎日自分たち親子のなけなしの貯金が減ってゆくようで、気が気ではありません。これではかえって勉強に身が入らないと、母に内緒でスーパーでアルバイトをはじめました。やってみると、これが面白かったのです。彼は学業そっちのけで仕事に打ち込みました。そんな彼を見て、スーパーの老社長が正社員にならないかと声をかけてくれました。提示された給料は若者には大金に思えました。患者は一も二もなくその話にとびつきました。もちろん母親には内緒です。

翌春、形ばかり受験した後で、患者は母にもう受験はしないと告げます。母は落胆し患者にくどくどと文句を言いましたが、患者は逃げるようにして東京に戻りました。一生懸命に働いたので、半年後、患者は仕入係に取り立てられました。ところが、二年ばかり経《た》った頃、上司だった仕入主任が突然、退社してしまったのです。他に人がいなかったので、彼が主任の仕事を任せられました。自分が仕入れの責任者になってみて驚いたことがあります。商品を納入する業者たちが、接待をしてくれようとするのです。患者は断わり続けました。すると、ある日店長から、業者に少し付き合ってやるのも円滑に仕事を進める上では大切だと言われました。ところが、断わり続けていたためでしょう。業者たちは「接待はお嫌いなようで」と金券を持ってくるようになったのです。今さら接待のほうがよいとも言えず、患者はそれを受け取りました。

結局、彼は仕入れの責任者を三年近くやりました。そのうちには金券をもらうのが平気になったばかりか、二、三の業者に便宜を図ってやるかわりにリベートを取ったりするようにもなりました。そんなある日、店長が突然、解雇されました。理由は公《おおやけ》にはされませんでしたが、不正の噂《うわさ》が流れました。患者は自分のことを言われているかのようにその噂を聞きました。そして、「見つかる前に」と思って退職願いを出しました。故郷にひとり残る母親の面倒を見なくてはならないからと嘘《うそ》を理由にして。実際には帰郷して、三百万円の貯金通帳と印鑑を母親に渡すと、すぐ東京に戻りました。あらかじめ次の就職先を見つけてあったのです。

新しい会社はゴルフ会員権のブローカーでした。経験のない仕事でしたが、破格の歩合給につられたのです。折りしも世は会員権ブームでした。ゴルフをしたことのない彼にも面白いように売れました。そして、信じられないほどの大金が入ったのです。彼は駐車場つきの立派なアパートに移って外車を買おうと思うようになりました。会社で自動車のカタログを見ていると、先輩の社員が注意しました。「外車なんか買うなよ。税務署に目をつけられるから」いぶかる彼に別の先輩が言いました。「こういうヤバイ仕事してるんだから気をつけろ」彼は、はじめてこの仕事が非合法すれすれの仕事だと知りました。彼は間もなく退社しました。後に、その会社に捜査の手が入り、親会社の社長が詐欺《さぎ》の容疑で逮捕されたのをテレビのニュースで知ったそうです。

「ずいぶんきわどい人生じゃないですか」と私が言いますと、患者は苦笑いをしながらうなずきました。私はもう少し話を聞こうとしました。しかし、彼はその後のことは「今は話したくない」と口をつぐんでしまいました。

初診の日から数えて二カ月が過ぎた頃のことです。患者がそろそろ治療を終わりにしてもらって故郷へ帰りたいと申し出ました。私が彼に処方していた薬はかなり強く、量も多かったので、主治医としては同意しかねました。薬の説明をして、せめて今の半分の量になるまでは辛抱するようにと話すと、患者は「調子に乗りすぎて危ない橋を渡っているうちに、頭がおかしくなっちゃったんですね」とうなだれました。そして、次のような話をしたのです。

ブローカーの会社をやめて、しばらく故郷で鳴りを潜めていた彼は、二千万円の預金証書を母に預けると、再び上京したのだそうです。前の会社でこりていたので、今度はアパートの傍のコンビニエンス・ストアにパート社員として勤め始めました。地味にやり直そうと思ったのです。給料はしれていましたが、一生懸命に働きました。それが認められたのでしょう。オーナーから社員にならないかと誘われました。

彼はすぐに承知しました。

ところが、その頃から、深夜ひとりで店にいると妙なことが起きるようになったのです。財布をレジの所に置き忘れて行った客がいました。買ったばかりの菓子を唐突に呉《く》れる客がいました。釣り銭だけを受け取って商品を忘れて行った客もいます。どうも、皆がぐるになって自分を試しているようです。彼は夜が明けてアパートに戻っても眠れなくなりました。それが何日か続いた頃、今度は制服の警官が電池一個だけを買いに来ました。そして、緊張しながら金を受け取る患者の顔をじろりと見ました。患者は「逮捕される！」と直感しました。警官に釣り銭を渡すと、トイレに行くふりをして裏口から飛び出し、必死でアパートまで逃げ帰りました。しかし、いつの間にか鍵《かぎ》をなくしていて、部屋に入れません。これでは高飛びしようにも、着替えもなければ金も用意できません。もう死ぬしかないと思ってブロック塀に頭を打ちつけていたら、大家さんが出て来た、とのことでした。

この話をする患者の表情は真剣そのものでした。「今でも追いつめられた感じがするのですか」と尋ねてみると、彼はそれには直接答えず「頭がおかしくなったので、多分、罪を問わないことにしているんじゃないかと……」と言います。

「頭がおかしいと思うんですか？」

「ええ。だって、精神科に来てるんですから」

この時、ふと、私の頭に浮かんだことがあります。「あなたは鬼の所から逃げそこなったジャックなんですよ」患者はびっくりした顔で私を見つめました。『ジャックと豆の木』の話は幼い頃に読んだきりで詳しく覚えていないのだそうです。そこで私は粗筋を話して聞かせました。

むかしむかし、貧しい母子がいました。ミルキー・ホワイトという雌牛が出してくれる乳だけで生計を立てていましたが、ある日、その乳が出なくなってしまいました。ジャックが牛を売りに行って、その金で商売かなにかを始めようということになりました。ところが、ジャックは市場へ行く途中、変な老人の口車にのって奇妙な豆と取りかえてしまうのです。

「先生！」患者が叫ぶように言いました。「それって、母がいい仕事につくために進学しろって言ったのに、そうしなかったってことですか？」私はうなずくと、話を続けました。

母親はジャックが牛を売ってこなかったのでがっかりしますが、埋めた豆は老人が言ったようにグングン伸びて天にまで届いてしまうのです。ジャックは豆の茎を登ってみます。あ、英語では『ジャックと豆の茎』というのです。豆は木にはなりませんからね。それはさておき、登ってゆくと天につきました。そして、そこに大きな家があったのです。家には女の人がいました。

「大家さんのおばさんだ！」患者が、また叫ぶように言います。

ジャックは女の人に「朝ごはんを下さい」と頼みます。「僕、何も食べてないんです」女の人がパンとチーズを出してくれました。ジャックがそれを食べていると、ドシンドシンとものすごい足音をたてて人食い鬼が帰ってきました。

「先生、思い出しましたよ、僕」患者がうれしそうに言いました。「ジャックは鬼の奥さんにかまどに隠してもらうんだけど、鬼が眠ったすきに出て来て、金貨の入った袋を盗むんだ。それから、またしばらくして豆の木、じゃなかった茎ですか？それを登って行って、ずうずうしく鬼の奥さんに朝ごはんをもらって、そうしたら鬼が帰ってきて、またかまどに隠してもらって、また鬼が眠ってる間に今度は金の卵を産む雌鶏《めんどり》を盗んで逃げるんだ。本当、僕の話みたいだな。スーパーで賄賂《わいろ》を取って見つかる前に故郷に逃げ帰ったり、インチキなゴルフ会員権を売りつけて大金を手にしたら捕まる前にまた逃げ帰って……。ジャックはもう一回、鬼の所に行って金のハープを盗んで、今度は盗まれたことに気がついて追っかけて来る鬼が豆の木、あっ茎か、茎に乗り移ったところで豆の茎を斧《おの》で切ってやっつけてしまうんだけど、僕の場合は……。先生。僕、今度はまだ何も悪いことしてませんよ！」

「何も悪いことをしていないのに、あなたは追い詰められた、逮捕される、と思ったんでしょう？」

「そうですよね。変ですね」患者は黙りこんでしばらく考えていました。「先生。僕はね、東京って所は生き馬の目を抜くっていうか、食うか食われるかの街だって思ってた気がします。やるかやられるか。だから、今度は大人しく真面目《まじめ》に働いていたんだけど、今度は自分が誰かにしてやられる番じゃないかって恐れてた……何かビクビクして。旧悪がバレるのも怖かったし……。それで僕は変になったのかも知れませんね」

それ以来、患者の妄想は消えました。一カ月ばかりかけると鎮静剤の量を半分にまで減らすことができました。薬を減らすたびに病状を確認しましたが、患者の具合が悪くなることはありませんでした。もうだいじょうぶと判断した私は、地元の病院への紹介状を彼に渡しました。面接の最後に患者が冗談めかして言いました。「ジャックみたいに金のハープを持って帰らないのは僕にとってはいいことだけど……手ぶらで帰ったんではジャックみたいにお姫様と結婚できませんよね」そこで私が「生き馬の目を抜く東京だってあなたは言いましたけど、親切な大家のおばさんがいたでしょう。おばさんの親切さが、あなたにとっては金のハープだったのかも知れませんよ」と言うと、彼は「そうかあ。じゃ、お姫様と結婚できるんだ」と笑いながら言い、帰って行ったのでした。

不思議の国の精神科医(下)

昔話や童話は不思議さに満ちています。そういう物語が自分の人生と絶妙に符合していることを知ると、多くの患者が改めてその不思議さに心を奪われます。そして、この世に「自分の物語」があることを喜ぶのです。『いっすんぼうし』の青年のように繰り返し自分の物語の意味を考え続ける人もいれば、『赤ずきん』の女性のように絵本を買って繰り返し読む人もいます。こういう患者が出てくるのは精神科医冥利《みょうり》につきることです。

しかし、私がすべての患者にそうなってほしいと望みつつ面接をしているわけではありません。『つる女房』の奥さんのように、自分の進む道を見つけてくれればそれでいいのです。『ジャックと豆の木』の患者のように気持が晴れてくれれば、それで充分なのです。

精神科医がつきあうのは、患者の長い人生のうち、ほんの短い間だけのことです。患者の広範な人生のうち、限られた側面だけのことです。面接で出会った物語が、生涯にわたる自分の物語であるとは限りません。人生のおりおりに、そのつどの自分の物語がある、と私は考えています。面接ののちもおりにふれて「そのつどの自分の物語」を見つけてくれたら、そしてそのうちには「生涯にわたる自分の物語」を見つけてくれたら、と私は願うのです。

「そのつどの自分の物語」と「生涯にわたる自分の物語」。これまで患者のことばかり例に引いてきましたから、最後に、私自身を「症例」にしてみます。

私は内科医として医者の人生を踏み出しました。立派な医者になろうと心に決めていましたが、あるときふと、精神科の経験も積んでおくと医者としての幅ができるのではないかと考えました。ほんの少しの間だけのつもりでお願いして精神科に移りました。ところが、これが文字どおり三日やったらやめられなくなったのです。

なにしろ、それまで朝七時半から夜十時まで働きずくめという生活だったのが、週に三日か四日の出勤。それも半日でよいという暮らしに変わったのです。地獄から天国、という感じでした。暇になったので花に水をやり、楽器を練習する時間がとれるようになりました。もっとも、こんな生活は修業期間のほんの初めのうちだけのことで、じきに数多い患者の世話に明け暮れることになるのですが、そのころは突然に訪れた幸せに酔い痴《し》れたものです。

「三日やったらやめられない」と内科時代の同僚に言いますと、皆、「そりゃまるで乞食《こじき》の科白《せりふ》」と笑いました。私は自分では『王子と乞食』の王子になったつもりでいましたので、オヤオヤと思いました。確かに精神科へ移って収入はかなり減っていました。

毎日、街角（の診療室）にすわっていると、人々（患者）が次々と通り過ぎてゆきます。その人たちのおかげで、私の細々とした生活が成り立っています。街角（の診療室）にはさまざまな人生があり、さまざまな不思議があります。私はそれに取りつかれたようにすわり込んで……。なるほど、王子というよりは乞食のようです。「それでもいいや」と私は思いました。収入が減ったことも気になりませんでした。どのみち、期限が来れば、内科へ戻るつもりだったのです。

日にちが経《た》って、その期限が近づいたある日、私の先生が尋ねました。「大平さん、どうします？　内科へ帰りますか？」とっさに、私は「このまま精神科に置いといて下さい」と答えていました。王宮へだか貧民街へだかはわかりませんが、私は古巣へ戻らないことになりました。そのとき、ふっと『王子と乞食』の物語を読んでみたくなったのです。

久しぶりに読んでみて、私はびっくりしました。マーク・トウェインの原作（村岡花子訳、岩波文庫）は、昔読んだ少年少女向きのものとは、ずいぶん趣がちがうのです。あるいは、長い間に私が細部を忘れていただけのことかもしれませんが……。

いずれにせよ、私は乞食の少年トムの生い立ちに新鮮な驚きを覚えました。トムは冷酷な父や残酷な祖母の目を盗むようにして、国王の勘気をこうむって貧民街に身を落としていた神父アンドリュウと親しくしていました。彼から、「おもしろい昔ばなし、大男や妖精《ようせい》や一寸法師や仙人や、または魔法の城だのりっぱな王子たちの物語だのを聞いて」おり、「神父の古い本を引き出してはそれを読みふけり、その説明をしてもらって」いたのです。

「こうして、読書と空想の影響がトムの上に、日一日と激しくなってきて、ついには知らず知らずの間に、貴公子をまねるまでになって」いた、というのです。なんのことはない、トムは「自分の物語」に導かれて王子になったのでした。

　トムと王子が入れかわった事情はこうです。あこがれの王子を間近に見ようとして、トムはウェストミンスター宮殿の番兵にこっぴどく痛めつけられます。それを見た王子が助けてくれ、城内に連れて行ってごちそうしてくれるのです。王子の求めに応じて「ひもじくさえなければおもしろうございます」と貧民街の子供たちの生活を話すと、王子は「余もおまえのような着物をきて、はだしになって、思うぞんぶん泥の中を転がりまわっても、だれからもひと言も小言もでないという身分になれたら……」と言います。こうして二人は着物を取りかえてみるのですが、瓜《うり》ふたつの二人は見わけがつきません。王子は改めてそっくりさんのトムが受けたしうちに腹を立て、番兵を叱《しか》りつけようと門まで走って行きますが、番兵はボロをまとった王子をトムだと思って、門外に放り出してしまうのでした。

　こうして、王子は乞食になるのですが、これも考えてみると、単なるもののはずみではなかったように思えます。ボロを着て「はだしになって、思うぞんぶん泥の中を転がりまわっても、だれからもひと言も小言もでないという身分」は、古今東西を問わず、全《すべ》ての子供らしい子供の夢ではないでしょうか。計らずも、トムは王子に「子供のための夢物語」をしてしまったのです。王子はそれが「自分の物語」だと感じたのでしょう。

『王子と乞食』を二十年ぶりに読んで、私が改めて面白いと思ったことがもうひとつありました。乞食となったエドワード王子を護《まも》ろうとする勇者マイルス・ヘンドンが次のように言うところです。「かわいそうに、どうしてこれほどのいい頭が狂いだしたのだろう。我輩がこの世に生きているかぎりはきっとこの子をかばってやろう。（中略）そして必ずこの病気をなおしてやろう」これは、まるで精神科医の覚悟ではありませんか。ま、本物の精神科医にヘンドンほどの覚悟や勇気のある人は少ないのですが、お話とはいえ、私のような軟弱な精神科医には気分のいい発見！でした。

いやいや、原作にはそんなことよりずっと重要なことが書いてありました。身分が入れ替わった王子と乞食は、ふたりながらにしてまわりの人々に「気が違った」と思われていたということです。私はこの物語ほど明快に、「気違い」というのが世間の概念である、ということを述べた本を知りませんでした。私は『王子と乞食』で学んだことをただちに面接に生かしてみるようになりました。

幻覚や妄想のせいで、「生活を他人に妨害されている」と堅く信じるようになった患者というのは、ままいるものです。たいていは、「これから警察へ訴え出るつもりだ」と言い、精神科医に同意を求めるのです。医者としては「どうぞ」と言うわけにはいかないので、なんとか止めようとします。すると、患者は「どうして警察に行ってはいけないのか」と反論するのです。ふつうは長い時間をかけて、被害を受けていると思っていることがじつは病気のせいなのだと説明し、患者に必要なのは警察ではなくて薬なのだと説得してみるものです。しかし、それが功を奏することはまずありません。「患者の言うことを信じようとしない精神科医なんかダメだ」と捨て科白を吐いて立ち去られるのがおちです。

私もこうした患者にはずいぶんと苦労させられていました。しかし、『王子と乞食』で学んだおかげで、私は次のように言えるようになったのです。「警察に訴え出るのはやめなさい。気違い扱いされるだけだから」

事もあろうに、精神科医が「気違い」なんて言葉を使うとは！　そう思うのは素人《しろうと》考えです。私の患者で「気違い」と言われたと抗議する人はひとりもいません。それどころか、皆、もっともな話だと納得して警察だの人権擁護局だのにかけこむのをやめてくれます。おまけに誰もが、生活を妨害されても冷静さを失わないでいられるようにと私が処方する安定剤を、喜んで服用してくれるのです。

これには何の不思議もありません。「警察に訴え出るのはやめなさい。気違い扱いされるだけだから」と私に言われると、患者は、少なくともそう言う私は患者を気違い扱いしていない、とわかるのです。「ホント、今まで私は気違い扱いされて苦しい思いをしてきました」と涙を流した患者もいます。こういう例の場合、私の言葉が、家庭で世間でとかく気違い扱いをされてつらい思いをしてきた患者の「気持を汲《く》む」ことになったのです。

そもそも、これから警察なり検察庁なりへ出向こうと思うが、と精神科医に相談に来ること自体、精神科医ならば気違い扱いされている自分の気持をわかってくれるかもしれない、と期待してのことでしょう。電波や追跡を止《や》めさせてもらいたいという気持以上に、追いつめられた自分の立場を理解してもらいたいのです。実際、気持さえ汲んでもらえれば、電波だの陰謀だのが現実かどうかはどうでもよい、と言わんばかりの患者が少なくありません。「ところで先生、電波で人を操ることって本当にあるんですかね?」こういう質問に、私は正直に「わかりません。自分で経験したことがありませんから」と答えます。すると皆、そりゃそうだという顔をします。

こういう面接ができるようになったのは、『王子と乞食』の物語で「気違い」というのが世間の概念だとはっきり学んだからです。王子も乞食も精神病ではないのに「気違い」扱いされます。ということは、「気違い」というのは精神障害と関係のない概念だということです。私はどんなに重症の患者をも「気違い」と思うことがなくなったのです。

自分の転職を『王子と乞食』になぞらえてみたおかげで、私は精神科医として一番大切なことを学んだように感じました。

その後、私は二冊の本を書きました。一冊目の『貧困の精神病理』(岩波書店)を書いていたころ、私はまだ『王子と乞食』を意識していました。しかし、本ができあがったとき、自分が勘違いしていたことに気づきました。そのおりの本当の「自分の物語」は『ねずみの王さま』（岩波書店）だったのです。やはり、若い王さまと貧しい子が出てくるお話です。それから、私はこの絵本に導かれるようにして二冊目の『豊かさの精神病理』（岩波新書）を書きました。そのいきさつについては、その本の後書きに書いてあります。題から受ける印象よりはずっと読みやすい本ですから、一度読んでみて下さい。

結局、私は『ねずみの王さま』に導かれて二冊の本を書いたことになります。しかし、この童話も私が精神科医となったことはカヴァーしません。私にはもうひとつ「生涯にわたる自分の物語」があるのではないか、と思うようになりました。

それからしばらく後のことです。ある雑誌のアンケートで幼年期に読んで心に残った本を尋ねられたのですが、そのとき、何気なく思い出したのは『はなのすきなうし』（岩波書店）という絵本でした。「これだった！」と私は思いました。これこそが私の「自分の物語」でした。

まだお読みでない方のために粗筋をお話ししましょう。

かわいい子牛のふぇるじなんどは、少々変わった子牛でした。他の子牛たちが跳んだりはねたり頭をつっつきあっていても仲間に加わらず、ひとりコルクの木陰にすわりこんで花の匂《にお》いを嗅《か》いでいるのが好きでした。

年月が経つと、ふぇるじなんども大きな強い牛になりました。しかし、相変わらずコルクの木の下にすわって花の匂いを嗅いでいました。マドリードから牛買いの男たちが闘牛に出す牛を探しにやってきたとき、仲間の牛たちは猛々《たけだけ》しく角を突き合ってみせたりしましたが、ふぇるじなんどは自分には関係ないと思いました。いつものように、コルクの木の下へ行きました。そして草の上にすわったのですが、そこにくまん蜂《ばち》がいたのです。いやというほど尻《しり》を刺されたふぇるじなんどは驚いて跳び上がり、頭をふりたて、地面をけちらして暴れまわりました。牛買いたちは、このようすを見て、この牛こそ！　と思います。ふぇるじなんどはマドリードに連れて行かれました。

いよいよ大闘牛の日です。ゲートが開くと今や「もうぎゅう」と呼ばれるようになったふぇるじなんどがさっと闘牛場の真ん中に走り出しました。歓声の嵐《あらし》。ところが、ふぇるじなんどの鼻に香《かぐわ》しい匂いが届きます。見物の女性たちが髪に差した花の匂いです。ふぇるじなんどはそこにすわりこんでしまいます。闘牛士たちがどんなにけしかけても、ふぇるじなんどは闘おうとしません。ただすわってゆうゆうと花の匂いを嗅いでいました。

思い出してみると、幼いころから私は新しい絵本や童話を開いたときにぷーんと漂う匂いが好きでした。大人になるまでの間、ときおり、自分の将来を不安に思うこともありましたが、そういうときには『はなのすきなうし』を思い出したものです。この物語は、名誉や出世とは無縁でも幸せに生きてゆけることをいつも教えてくれているかのようでした。そして、今。私はコルクならぬ樫《かし》の木でできた椅子《いす》に日がなすわりこみ、患者の〈ドラマ〉の中に人生の機微を嗅いですごしているのです。

皆さんも思い出してみて下さい。幼いときに心引かれた物語が、きっと皆さんの人生を導いてきたことに気づくはずです。人生のおりおりに鍵《かぎ》となったお話があったことに気づくはずです。人には誰にでも「自分の物語」があるのです。

過去に限る必要はありません。人生の節目節目に自分に合った童話や昔話を見つけて下さい。誰の心の中にも小さな主人公たちがいて、皆さんに呼び出されるのを待っています。あるいは、小さな主人公たちは、皆さんの心の中ですでに活躍を始めているかもしれません。皆さんがそのことに、まだ気がついていないだけのことかもしれないのです。

小さなあとがき

本書は雑誌『看護技術』（メヂカルフレンド社）に連載した〝お話〟のうちの十一篇が基になっています。連載中は看護師さんたちが病院内ですれ違うような折に「面白かった！」と声を掛けてくれるのがはげみになりました。

私は本業のかたわら大学で授業をほんの少し受け持っていますが、連載の終わった今も、学生たちが雑誌のコピーをとって読んでくれているのを知って、嬉《うれ》しく思っています。

このたび、早川書房の鎌田《かまた》真衣子さんの手で単行本にして頂くに際して、新たにひとつの〝お話〟と四篇のエッセイを書き下ろしました。過去、現在、そして未来の読者へ、私なりの贈り物をしたかったのです。

一九九四年五月

大平　健

なぜこの本はオモシロイか

南　伸　坊

ここまで読みすすんでこられた読者にとってはすでにおわかりのことであろうけれども、この本はオモシロイ。

私は、ぜんたいこのオモシロイということが好物であって、その故《ゆえ》にオモシロイものが何故《なぜ》オモシロイのか、どうしてオモシロイと思うのかとせんさくをはじめてしまう。

せんさくというのは、している本人はともかく、それを聞かされる方にとって、かならずしもオモシロイとはいえないから、まだ、本文をお読みになっていないのなら、まず、たっぷりオモシロイ思いをなさってから、こちらにもどってこられるのが得策でしょう。

本文をお読みになって、オモシロイなァ、と思った読者にとっては、私のせんさくも、あるいは同感していただけるかもしれない。

まず、オドロクのは、子供だましの、チンプなお伽話《とぎばなし》や童話が、心の病いを治すのに効果をあげてしまうという事実です。ホントかよ？　と思うと思う、フツー。

大人の日常会話ではたいがい

「それはキミ、お伽話だよ」とか

「そんな昔話をはじめられてもなァ」なんていう風に流されてしまうのが、こういう物語というものではなかったか。

ところが、大平先生のお話を聞いていると、さまざまな症例を、ぴたりぴたりと、昔々の物語が解き明かしていって、ついには心の病いを治してしまうのだ。

「そんなバカな?!」と思いそうなものなのに、読んでいるときはズンズン納得してしまう。まず、このあまりにうまいこと事のすすむのが痛快である。

ピタリピタリと推理が当って、着実に解決をする、こういう展開を、われわれはオモシロイ！　と感じるものなんですね。

そうして、それが「お伽話」だっていう、意外性。これがオモシロイ。

「へ？」

と思う間もなく、意外なままに納得させられてしまうのは、しかし実は当然のことなのかもしれない。そもそもお伽話や昔話や童話はどのようにして生まれるのか、そして、どのようにしてそれは広まり、どのように伝えられていくのか？

　そんなこと考えたこともなかった。もともとお伽話はあったし、昔話はきかされたし、童話は読んできた。あるものはオモシロかったし、あるものは、タワイナクとっくに「卒業」したつもりでいたのだった。

　物語にどんな意味があったのか、物語がつくられ、つたえられることにどんな意味があるのか、なんて考える必要もなしにただ「消費」してきたのだった。

　お伽話といい、童話といい、どうせだれかが作った「お話」だろう。作り話だろう。と思っていたわけだ。そうしてそれはその通りである。しかし、人はどのようにして「お話」をつくろうとするのか、そして作られた「お話」をどのように聞いて、どのようにしてそれを伝えようとするのか？　それを考えてみると、その意味が深くみえてくる。「作り話」は伝えられる時間の中で、人々の間を行き交ううちに、存在する意味のある「物語」に成長していくのだろう。

　また、そもそも、人が「作り話」をなぜ作るのか、ということにも深いワケがありそうなのだった。

　私は、物語に挿《さ》し絵をつけたり、漫画を描く仕事をしてきた。それが仕事である以上、そこにサービスがなくてはいけない、その物語や漫画を「オモシロ」くするのは、プロとしてのサービスだと思っていたのだった。

　心理療法の河合隼雄《はやお》先生に、個人授業といって講義を受けたことがある。このときに、箱庭療法というものを、実地に見分する、ということになったのだった。

　箱庭療法、というのは、絵を描いたり、文章を描いたりというような、技術を要さずに自分の心の内を「表現」する、箱庭の砂を掘ったり、水を流したり、ミニチュアの建物や乗物、人間や動物を配置することで「表現」するというものです。

　その「表現」によってカウンセラーは、患者の内面に触れ、患者は「表現」することで癒《いや》される、ということなのだった。

「ちょっとやってみますか？」

　と編集者の方に言われて、私は考えてしまった。私は曲りなりにも「表現」みたいなものをナリワイにしているのである。

　箱庭を作るにあたって、なんのオモシロ味もない、ありふれた、平凡な、つまんないのはつくりたくない。

　この「表現」意欲とは何だろうか？　と考えてしまったんです。ようするにそれって、「ウケたい」ってだけのことじゃないか、ウケねらいの「オモシロさ」ってなんだろう？　アイデアのオモシロさってなんなのか？　患者の表現、というのは、やむにやまれぬものがほとばしっているわけです。小手先のアイデアと、この表現とでは迫力勝負はなりたたない。

「そりゃあ、迫力ありますよ」

と河合先生はおっしゃるのだった。

もしそこで、私がわざとナゾのような箱庭をつくったところで、それは一体何だ？ということまで考えた時に、手を動かしてみる気がなくなってしまったんでした。

河合先生は、後で、あの時箱庭を作らなかったのは、いい判断でした、とおっしゃいました。それが本当のところ、どういう意味だったのか、せんさくをすればややこしくなると思ってしていませんが、オモシロイということ、オモシロイ表現ということ、については、これは深いものがあるなァ、といまでも思っています。

物語がつたえられる。お話がつくられる。という背景には、人間がそういうものを必要とする、ということがあったのでした。

であるならば、物語によって人が癒されるお伽話が人を救う、コドモ時代に感銘を受けた童話が、その人の人生を導いていくというのも、あながち不思議はない。

昔話や童話は不思議さに満ちています。そういう物語が自分の人生と絶妙に符合していることを知ると、多くの患者が改めてその不思議さに心を奪われます。そして、この世に「自分の物語」があることを喜ぶのです。

と大平先生は書かれています。

「自分の物語」かァ。

何だろうなァ、私の「自分の物語」って何だろう？　と、今はそのことにモーレツに興味がうつってきましたね。

これはオモシロイですよ、自分の物語、自分の人生と絶妙に符合する「自分の物語」ってなんだろう？　本を読みおわってから、こんなふうにはじまるオモシロさって、なかなかない体験です。

（二〇〇四年七月、イラストレーター）

この作品は平成六年六月早川書房より刊行された。

診《しん》療《りょう》室《しつ》にきた赤《あか》ずきん

—物語療法の世界—

新潮文庫　お-64-1

平成十六年九月一日　発行
平成十八年一月二十日　六刷

著者　大《おお》平《ひら》健《けん》

発行者　佐藤隆信

発行所　株式会社　新潮社
郵便番号　一六二—八七一一
東京都新宿区矢来町七一
電話　編集部(〇三)三二六六—五四四〇
読者係(〇三)三二六六—五一一一
http://www.shinchosha.co.jp

価格はカバーに表示してあります。

乱丁・落丁本は、ご面倒ですが小社読者係宛ご送付ください。送料小社負担にてお取替えいたします。

印刷・二光印刷株式会社　製本・憲専堂製本株式会社

ISBN4-10-116081-3 C0111